TRAITÉ

DES

FLEURS BLANCHES,

OU

LEUCORRHÉE,

ET DES MOYENS DE LES GUÉRIR.

PARIS, DE L'IMPRIM. DE PILLET AINÉ,
rue des Grands-Augustins, n. 7.

TRAITÉ

DES

FLEURS BLANCHES,

OU LEUCORRHÉE,

ET DES MOYENS DE LES GUÉRIR;

SUIVI DE QUELQUES CONSIDÉRATIONS PRATIQUES

SUR LA CHLOROSE,

OU PALES COULEURS.

PAR LE DOCTEUR

SAT D'EYGALLIÈRES,

Médecin de la Faculté de Montpellier, membre de l'Athénée, professeur particulier d'accouchement, auteur d'un *Traité sur les Maladies des voies urinaires*, membre titulaire de la Société royale de Médecine de Marseille, ex-chirurgien interne de l'Hôpital civil et militaire de la même ville, médecin de la Société de bienfaisance, membre correspondant de la Société médicale d'émulation et de plusieurs Sociétés savantes, etc.

> La science qui instruit et la médecine qui guérit sont fort bonnes, sans doute; mais la science qui trompe et la médecine qui tue sont mauvaises: apprenons donc à les distinguer.
>
> J. J. Rousseau.

A PARIS,

Chez L'Auteur, rue de Richelieu, n° 108;
Pillet aîné, impr.-lib., rue des Gr.-Aug., n° 7;
Et chez tous les principaux libraires.

1826.

AVIS

PRÉLIMINAIRE.

—

C'est pour vous que j'écris, jeunes femmes, c'est à vous que j'adresse cet ouvrage pour vous soustraire à une maladie qui fait le tourment d'un grand nombre, et qui explique, si elle ne justifie pas, la répugnance invincible que les hommes éprouvent pour celles qui sont affectées des fleurs blanches. Puissiez-vous suivre mes conseils, ils contribueront à vous rendre la santé et le bonheur : c'est la plus douce récompense que j'attends de mes veilles et de mes recherches.

Le modeste tribut que je vous offre ne brille point par des phrases sonores et des dissertations inintelligibles ; mon nom n'est pas escorté d'une quarantaine d'académies, pas même de l'académie des quarante ; aussi je ne m'attends pas à des applaudissemens. Mon ouvrage n'est qu'utile et salutaire ; il est pour tous les âges et pour toutes les conditions ; il n'a que le mérite de tracer une méthode curative, qui, modifiée suivant les circonstances, convient à tous les tempéramens sans pouvoir nuire à aucun ; il peut porter la consolation au sein des familles en procurant la santé à une infortunée qui languit, et dont les charmes sont flétris par le fléau le plus dégoûtant. Mais il ne compte en sa faveur que la voix de l'humanité qui vous exhorte à le méditer, et la voix plus sévère de l'expérience qui, tôt ou tard, vous le commandera.

AVANT-PROPOS.

—

Les maladies des femmes sont nombreuses et variées ; le médecin qui se livre à des recherches spéciales sur cette branche si importante de l'art de guérir, peut y trouver encore des sujets neufs, quoiqu'ils semblent épuisés. Les affections qui nous occupent surtout sont encore inconnues, malgré les travaux des mille et un savans qui ont consacré leurs méditations à cette étude pleine d'intérêt ; quelques-uns seulement ont éclairé l'histoire des fleurs blanches, et ces écrivains recommandables n'auraient rien laissé à désirer, si, après avoir fait de brillantes dissertations, ils n'avaient pas partagé l'erreur commune, s'ils n'avaient pas regardé la leucorrhée comme presque toujours incurable , et s'ils s'étaient livrés à des recherches suf— fisantes pour indiquer un traitement ra— tionnel.

Je sais qu'un ouvrage sur des matières rebattues, fût-il remarquable par la force d'une logique pressante et par l'élégance du style, change difficilement l'opinion publique; des vérités repoussées d'abord, parce qu'elles ont été mal présentées, sont bien plus difficilement accueillies que des vérités inconnues ; mais en écrivant sur une maladie qui afflige la plus belle moitié du genre humain, je n'aspire point à l'im— mortalité, je n'ai en vue que l'intérêt de la science , je ne cherche qu'à me rendre utile aux femmes , en leur indiquant des moyens inconnus pour guérir des maux qu'elles redoutent avec tant de raisons; je n'ai pour but enfin que d'adoucir la triste condition d'un sexe, qui , moins heureux que sensible , se trouve exposé , par sa constitution, à une foule d'infirmités auxquelles il est si important de le soustraire. En effet, continuellement entourées de dangers, les femmes partagent tous nos maux, et nous en ignorons d'autres qui ne sont que pour elles ; il semble que la nature, en formant des êtres si délicats, s'est bien plus occupée de leurs charmes que de leur santé ; si les préceptes que je vais leur soumettre ne peuvent s'opposer à ces injustices de la Providence, du moins ils pourront en neutraliser les effets par d'heureuses applications ; signaler les écueils où vont échouer ordinairement tous les efforts d'un art mal entendu, donner des avis utiles, prévenir des abus, en un mot, conserver la santé et les charmes de celles qui, dans l'âge le plus tendre, nous prodiguent tant de soins, telle est la tâche importante que je me suis imposée. On pourrait douter de mes bonnes intentions et suspecter ma bonne foi, si, à l'exemple de ces vendeurs de spécifiques, je n'avais en vue que mon intérêt particulier, et si, au lieu de publier ma méthode, j'avais voulu la cacher dans une obscurité coupable. Loin de moi une pareille idée!... J'ai pour elle toute l'horreur qu'elle est susceptible d'inspirer au médecin philanthrope, qui regarde toute découverte utile comme le patrimoine de l'humanité.

Je sais que le monde ne manque pas de charlatans, qui, armés de leur élixir ou de leur rob, jettent le gant à tous les maux. Je respecte fort ces nobles preux, mais je me garderai bien de les imiter ; ce n'est point un secret merveilleux que je présente ; c'est une pratique simple, un traitement méthodique, progressif et régulier, que j'expose sans phrase, et que j'enseigne sans mystère.

Je ne viens point faire assaut d'imagination avec de savans écrivains ; je n'opposerai point à leurs systèmes hâtifs une de ces mille et une théories que l'on met si peu de tems à bâtir et que l'on vernit avec tant de soins. Comme je ne pense pas devoir sacrifier une vérité solide à de brillantes analogies, je laisse aux esprits aventureux la gloire de ces romans qui séduisent les esprits inattentifs; ce que je propose n'est point une conséquence forcée de quelque fait équivoque, ni une subtilité captieuse qui usurpe l'ascendant de la vérité, sans en emprunter le caractère; ce que j'enseigne, je l'ai appris de la nature, et la route que j'ouvre à d'autres, c'est l'expérience et la méditation qui me l'ont ouverte à moi-même.

C'est ici le moment de résoudre une question de la plus haute importance, puisque sa solution tend à détruire un préjugé consacré par le tems, et à calmer les craintes que l'on a de troubler, par cette guérison, la marche de la nature, qui, dit-on, par un effort critique, cher-

che à débarrasser l'économie d'un principe funeste à la constitution. Si, en effet, les résultats de ces prétendues guérisons , qui ne sont que de véritables
répercussions constamment suivies d'un
dérangement dans la santé, doivent souvent faire regarder l'écoulement des fleurs
blanches comme un émonctoire naturel
qu'il faut respecter, il n'y a pas de doute
que, dans cette hypothèse, une médecine
perturbatrice qui voudrait détruire ce
moyen de salut, mériterait les plus justes
reproches, et je n'hésite pas à me déclarer contre toute espèce de traitement qui
tendrait à contrarier la nature au lieu de
seconder ses efforts conservateurs ; mais
si je pose pour principe fondamental que
tout traitement, pour mériter d'être employé, ne doit jamais s'opposer à la sécrétion utéro − vaginale, jusqu'à ce que, par
divers médicamens sagement combinés et
appropriés aux circonstances et aux tem-

péramens, on ait détruit les causes qui l'entretiennent, il n'y a pas de doute aussi qu'une pareille méthode n'aura aucun résultat funeste. Je déclare donc ici, pour la tranquillité des femmes qui seront dans le cas d'en faire usage, que mon traitement n'étant dirigé que contre la maladie elle-même, et non pas contre l'écoulement, qui n'en est qu'un symptôme, m'a parfaitement réussi et n'a jamais donné lieu à aucun accident consécutif.

Je fais observer, en dernière analyse, que ma théorie ne se borne point à l'usage de quelques remèdes que l'on peut administrer indistinctement dans tous les cas ; qu'il faut, pour obtenir des effets salutaires, savoir préciser l'indication de tel ou tel des médicamens que je conseille ; je déclare enfin que, loin de ressembler à une foule de prétendus spécifiques que l'on offre tous les jours à la crédulité du peuple, mon traitement consiste dans un ensemble de moyens curatifs dont la combinaison, modifiée par les circonstances individuelles, doit conduire à l'heureux résultat d'une guérison radicale.

Tout en voulant dissiper les craintes que des femmes timides peuvent avoir sur les dangers de guérir les fleurs blanches, craintes imaginaires qui ne sont motivées que par les résultats fâcheux d'une pratique que je réprouve, que ne puis-je frapper d'une juste terreur celles qui, victimes des préjugés de la mode et des habitudes du grand monde, emploient des moyens aussi funestes à leur santé que contraires aux maux qui les affligent !

Comme je viens de prouver, d'une manière concluante, la nécessité qu'il y a de procéder à la guérison des fleurs blanches par une méthode qui ne puisse, en aucune manière, compromettre la constitution générale, il serait superflu d'insister sur l'importance de recourir, le plus promp-

tement possible, aux moyens convenables pour l'opérer ; d'abord, un délai trop
long-tems prolongé ne fait qu'ajouter à la
difficulté de la guérison ; lorsque la maladie est ancienne, elle mine la constitution la plus robuste, donne lieu à d'autres
lésions organiques, et finit par conduire
à une terminaison fatale. Alors qu'il n'y
aurait pas à craindre un résultat aussi funeste, il me semble que les inconvéniens
inséparables d'un pareil fléau devraient
engager les femmes à s'en débarrasser, avant
qu'il ait éclipsé le coloris et la fraîcheur
de leurs jeunes ans.

Après les distinctions importantes que
je viens d'établir entre les dangers des
traitemens sans méthode, et l'influence
salutaire d'un traitement rationnel, il ne
me reste plus qu'à prévenir le lecteur que,
dans ma théorie, rien n'est donné au hasard, que je ne parle que d'après des observations nombreuses et non d'après des

hypothèses stériles et des systèmes men-
songers, que je n'avance rien que je ne
prouve et que je ne démontre jusqu'à l'é-
vidence. Je serai peut-être en contradic-
tion avec quelques censeurs trop prompts
à condamner; mais l'homme qui a sacrifié
toute sa jeunesse à l'étude de la science,
et qui n'a en vue que le bien de l'humanité; celui qui offre au public le fruit de
plusieurs années de recherches et de méditations sur le point le plus reculé et le
plus obscur de la médecine, doit être au
dessus de l'opinion de certains esprits
moroses qui ont l'orgueilleuse prétention
de le juger en quelques instans.

TRAITÉ

DES

FLEURS BLANCHES,

OU

LEUCORRHÉE.

CHAPITRE PREMIER.

Des Médecins systématiques et des Charlatans, ou la véritable Médecine distinguée de la fausse science.

LORSQUE le philosophe médite quelques instans sur les principes fondamentaux des sciences médicales, il ne peut que gémir sur la triste condition de l'espèce humaine, dont l'existence est continuellement menacée par la série innombrable de doctrines absurdes, de préjugés et d'erreurs populaires que l'ignorance et l'habitude propagent de siècle en siècle. Parmi ces erreurs, il n'en est pas de plus ancienne et de plus dangereuse que l'esprit de système qui fait violence aux choses les plus disparates, pour les unir en dépit de la nature, et qui ne fait de la médecine qu'une réunion indigeste d'opinions conjecturales. Nous serions presque tenté de croire que les systèmes furent tous inventés en haine de la science ; nous les avons vus, dans tous les tems, gâter les plus belles découvertes de l'esprit humain ; leur principal moyen de succès étant l'uniformité, tracer les caractères des constitutions et des tempéramens, déterminer les différences que les maladies peuvent offrir entre elles, serait un travail trop pénible ; il est plus facile de les confondre. Fontenelle observe, avec raison, que chaque science a ses rêves, même la plus exacte de toutes : la géométrie a sa quadrature du cercle, la mécanique son mouvement perpétuel, et l'astronomie ses longitudes ; Condorcet osa écrire qu'un jour la science arrêterait la mort : heureuse illusion !..... Que doit-on conclure de ces raisonnemens ? qu'il n'y a point de lois générales, qu'il y a pour la médecine un système ; tant qu'elle n'en sort pas elle est l'histoire ; mais qu'il y a dans la médecine des systèmes exclusifs ; quand elle s'y livre, elle n'est plus qu'un roman.

Il est donc du devoir du médecin qui ne travaille que pour la gloire de la science et pour le bien public, de renverser tous les systèmes exclusifs et tous les remèdes universels que l'on a successivement offerts pour la guérison de tous les maux ; combattre les principes erronés sur lesquels ils sont fondés, dévoiler les erreurs de pratique, voilà le but que je cherche à atteindre.

On me reprochera peut-être d'avoir voulu prendre le ton dogmatique, on voudra me supposer des motifs de rivalité; mais je proteste d'avance contre toute interprétation de ce genre. Loin de moi l'idée de porter atteinte à la considération de personne! Flétrir la réputation d'un confrère, c'est se déshonorer soi-même. Mais intimement convaincu que tout système, qui n'oppose aux maladies que des moyens toujours uniformes, doit être funeste, je ne crains pas de parler tout haut, et de frapper d'une terreur salutaire tous les malades qui, par ignorance, pourraient tomber entre les mains de ces guérisseurs homicides qui leur vendraient quelques instans de calme au prix d'une vie entière de souffrances.

En médecine, comme dans toutes les sciences physiques, les systèmes qui ne reposent que sur des conjectures, les systèmes qui ne sont qu'une fausse interprétation des lois de la nature, sont très-nuisibles, parce qu'ils écartent les hommes des voies de l'observation, les conduisent à dénaturer les faits et à substituer à la vérité les rêves de leur imagination.

Si les médecins systématiques voulaient bien réfléchir un instant sur les nombreuses doctrines médicales qui se sont succédé depuis *Hippocrate* jusqu'à *Broussais*; si, après avoir parcouru tous les systèmes généraux qui ont régné ou règnent encore, ils voulaient s'en rapporter à un pareil témoignage, ils s'apercevraient alors de la flétrissure imprimée à leur état; aucun art ne leur paraîtrait plus conjectural que celui dans lequel ils se sont plu à introduire tant de théories et tant d'opinions singulières sur l'astrologie, le magnétisme, la magie, etc., etc. Ce serait un chapitre fort curieux que de rappeler ici ces siècles de ténèbres, où les parlemens, en robes rouges, faisaient gravement le procès aux magiciens. Un petit nombre de personnes doutaient alors qu'il y eût des enchanteurs et des sorciers ; ceux même qu'on brûlait comme tels croyaient l'être réellement ; les chroniques du tems sont pleines de tels faits. Les manies qui nous assiègent n'ont pas ces sombres couleurs, mais comme les fanatiques des siècles passés, nous sommes en proie à des maux de notre invention ; la thérapeutique a subi d'étranges variations : tantôt tel ou tel médicament a été vanté, proscrit, puis rappelé tour à tour ; la vie des hommes a été sacrifiée à l'ineptie des médicastres, tout a été soumis à l'empire de la mode, et cependant rien n'est plus meurtrier que la mode en médecine....., comme en bien d'autres choses. Aujourd'hui l'on se rendrait ridicule en soutenant tel ou tel système que nos bons aïeux regardaient comme la plus sublime invention de l'esprit humain, et, d'après le système des compensations de M. Azaïs, nul doute que nos descendans ne méprisent un jour les principes actuels de notre culte médical.

Ainsi la médecine sera purement conjecturale tant qu'elle ne saura que confondre ; et qu'elle ne laissera point de place aux particularités, tant qu'elle voudra ériger les particularités en principes, et tant que les partisans d'une chimérique unité voudront assujettir la science à des procédés exclusifs, parce qu'ils ont follement assujetti la nature à des lois de leur invention.

Cependant, la médecine existe malgré ce chaos d'opinions humaines; on en a la preuve dans les lois de l'hygiène et dans les vérités incontestables de l'observation sur la marche et la terminaison des maladies; mais elle ne réside pas dans les systèmes, elle est toute puissante par sa nature; car, s'il en était autrement, tout homme raisonnable ne pourrait voir, dans l'art de guérir, qu'un vil objet de lucre et de spéculation sur la crédulité publique.

Si les progrès des sciences étaient proportionnés à la multitude des investigations, la médecine, depuis trente ans, aurait dû faire des progrès immenses. En effet, quels puissans auxiliaires se sont offerts à elle! La chimie avec ses métamorphoses, le magnétisme avec ses miracles! Connaître les lois qui président à l'agrégation des élémens, pouvoir descendre dans la profondeur de notre nature et éclairer les mystères les plus obscurs, grâces à des gestes et à des attouchemens; quels appuis pour la science!..... Cependant, n'en déplaise aux plus intrépides endormeurs, leurs opérations magiques seront toujours plus ridicules que les oracles de la sybille, si long-tems révérés.

La médecine posséderait aujourd'hui un très-haut degré de certitude, si les savans qui l'ont cultivée avaient apporté les mêmes soins à observer les faits qu'à les expliquer, c'est parce qu'ils n'ont fait qu'une médecine appuyée sur des explications versatiles qu'elle s'est perfectionnée avec tant de lenteur; l'habitude de regarder comme des faits avérés une foule d'expériences inexactes et souvent mensongères, en un mot, l'amour du merveilleux et le défaut de philosophie ont enchaîné les meilleurs esprits; à plus forte raison, cette basse médiocrité qui n'aime pas à se servir de son jugement; c'est un travail dont elle est incapable; elle jure sur la foi du maître, et, par habitude ou par paresse, elle aime mieux croire que discuter.

Le médecin exclusif exerce une science

dont il ignore tous les vrais principes ; sans génie médical , il se renferme obstinément dans le cercle étroit de ses combinaisons systématiques ; toute son habileté consiste à répéter machinalement les mêmes prescriptions chez tous ses malades, quelquefois même avant de les avoir vus (1) ; son esprit paresseux et borné ne peut se prêter à la réflexion ; il repousse tout ce qui a l'apparence du travail , et l'observation est muette pour lui ; rien n'est plus commode que cette méthode , elle dispense de toute étude , elle aplanit tous les obstacles.

Malgré les inconvéniens attachés aux systèmes , il faut cependant avouer que l'on ne peut être bon médecin sans les étudier tous et les connaître à fond , parce que, s'ils contiennent beaucoup d'erreurs et d'inepties, il n'en est point qui ne repose sur quelque fait important et sur quelque loi physiologique bien reconnue ; les chefs de secte qui les mettent au jour n'ont d'autre tort que de les rendre ex-

---

(1) Je possède en ce genre des monumens curieux que je passe sous silence ; j'espère que l'on me tiendra compte de ma discrétion.

clusifs et de leur subordonner toute la médecine ; ceux qui les adoptent ont celui de déférer trop aveuglément à l'opinion d'un seul homme, et de ne pas les soumettre à une discussion approfondie. Le mal n'est donc pas dans les systèmes, mais d'en adopter un trop exclusivement et d'en faire la base de toutes les sciences médicales.

Dans ce chaos d'opinions humaines, un esprit judicieux doit donc suivre la nature pas à pas, observer ses mouvemens, examiner sa marche, et les causes des maladies, étudier tous les auteurs pour choisir ce que chacun d'eux peut avoir bien observé, et, loin de suivre l'exemple de ceux qui se livrent exclusivement à l'esprit de système pour lesquels la vérité n'est rien, qui sacrifient tout à une idée dominante, qui mettent les faits à la torture pour les plier à leurs vues, comme ce tyran de la fable qui mutilait tous les voyageurs dont le corps dépassait la mesure de son lit, il faut, au contraire, choisir dans les doctrines tout ce que l'expérience des âges antérieurs a confirmé. Le vrai médecin n'adopte aucun système ; il les consulte tous, il les compare pour savoir lequel a le mieux décrit une maladie quelconque et modifie ensuite son traitement d'après l'indication individuelle.

Je n'ai pas employé toutes mes armes contre les théories exclusives, il m'en reste encore dont elles éviteront difficilement les coups; je veux parler de l'influence des constitutions et des tempéramens, de l'âge et du sexe sur la marche et la terminaison des maladies; ainsi, par exemple, les effets d'une lésion quelconque ne seront pas les mêmes dans un tempérament sanguin et dans un tempérament lymphatique, chez un enfant et chez un vieillard. Offrir donc une doctrine exclusive, une méthode uniforme, un remède universel pour la guérison des maladies, c'est déclarer, en d'autres termes, qu'il n'y a pour tous les individus qu'un tempérament, qu'une seule maladie, c'est nier l'évidence, c'est faire preuve de mauvaise foi.

J'aurais pu donner plus de développement à une aussi puissante argumentation, j'aurais pu la rendre plus imposante par les formes scientifiques, mais alors la multitude ne l'aurait pas comprise, et, comme j'écris pour la multitude; comme, dans l'intérêt des femmes, je désire être lu avec fruit par toutes celles qui peuvent avoir besoin de mes conseils, j'ai fait tous mes efforts pour me mettre à leur portée; je compte donc sur leur reconnaissance.

A la grande confusion des médecins systématiques, on reconnaît toujours l'imperfection de leurs doctrines; forcés à tout renfermer dans un cadre unique, ce cadre n'est jamais assez grand pour tout contenir; c'est en vain qu'ils voudraient l'élargir, la nature est plus forte que toutes leurs combinaisons : des aberrations sans terme, des bizarreries sans nom, des phénomènes sans liaison, c'est, en deux mots, l'histoire des infirmités humaines. Ainsi donc, point de règles sans exception, guerre à l'esprit de système, qui réunit tout et qui ne voit qu'à travers le prisme de l'erreur; observation, patience, comparaison et jugement solide, voilà la médecine. Je ne prétends pas qu'il faille par là se perdre dans le vague des divisions et des subdivisions, je prouverai le contraire; mais je prétends qu'il y a dans toutes les maladies une cause dominante de destruction qui diffère chez presque tous les individus, et que c'est toujours à cette cause qu'il faut remonter à travers le labyrinthe des combinaisons secondaires.

Il ne faut pas conclure de tout ce que je viens de dire que j'individualise chaque maladie ou chaque période, ou chaque circonstance d'une même affection; j'ai décrié les médecins qui, dans leurs rêves systématiques, franchisssent insolemment des degrés qu'il faudrait compter, comme je décrie ceux qui se traînent sur chaque degré sans mesurer l'échelle; tout réductibles que soient les maux dans une lésion primitive, ce serait témérité de ne vouloir pas tenir compte des différences; toutes variées que soient les maladies par la diversité des complications, il n'y a qu'une vue étroite et bornée qui les considère une à une sans égards à leurs rapports mutuels, à leur liaison nécessaire, et à leur commune origine. Ainsi donc, pour pratiquer la médecine avec certitude, il faut remonter aux causes premières des maladies, avoir égard aux tempéramens, chercher à découvrir les lésions internes, les affections secondaires qui les compliquent, recourir aux indications et au raisonnement; peut-on se charger de la vie des hommes si l'on ne possède pas ces connaissances précieuses? Comment vouloir guérir une maladie si l'on ne pénètre point dans sa nature, et si l'on ne se fait pas une idée exacte des changemens qu'elle produit dans l'organisme? Rien ne contribue davantage à la guérison des maladies, but essentiel de la médecine, que l'expérience, a dit Celse ; mais on ne saurait nier que le praticien ne tire aussi les plus vives lumières de la méditation sur les indications individuelles, sur les causes productrices des maladies et du raisonnement dans les différentes méthodes de les traiter.

L'expérience et le raisonnement se prêtent donc un mutuel appui, et, pour avoir des droits au titre de vrai médecin, il faut confirmer la théorie par l'observation, de même qu'il faut affermir l'expérience par un raisonnement juste; mais il faut que ce dernier, dégagé de toute hypothèse, repose sur les règles d'une bonne logique et sur les principes d'une saine philosophie ; sans cela, on ne sera jamais qu'un triste médecin, malgré les diplômes de quarante facultés et malgré le ton le plus grave et le plus doctoral.

Heureusement pour l'humanité, on ne fait plus résider aujourd'hui la science du médecin dans une canne à pomme d'or ni dans une perruque à trois marteaux ; nous osons affirmer, au contraire, que la médecine actuelle est dans la route qui doit la conduire à la perfection ; tous les savans travaillent à atteindre ce but aussi noble qu'utile ; notre siècle surtout a commencé sous les plus heureux auspices, la philosophie des sciences a dévoilé plusieurs opérations de la nature dans l'économie vivante ; l'Europe surtout s'est mise, par l'immensité de ses travaux, bien au dessus des autres régions policées du globe. Nos contemporains ne ressemblent plus à l'esclave de la féodalité qui ne travaillait que pour des maîtres insolens et oppresseurs, qui n'étudiait que son *credo* et qui mourait dans la stupidité la plus profonde ; si par hasard quelque génie inventif s'élevait au dessus du vulgaire, il passait pour un magicien, il était excommunié.

Je ne terminerai point ce chapitre sans élever la voix contre des erreurs trop communes, même chez les prétendus grands esprits ; ces erreurs, que je signale ici dans l'intérêt public, sont de regarder comme savant médecin l'homme qui a vieilli dans la pratique, qui est lancé dans le grand monde, qui voit beaucoup de malades, en guérit plusieurs, et fait artistement des formules. Hippocrate, Celse, Baglivi ont prouvé par l'observation que la nature se débarrasse quelquefois des maladies sans tenir compte des moyens qu'on emploie pour hâter leur guérison, en sorte que la vieillesse, des succès et la vogue ne sont pas toujours des preuves d'habileté ; une grande renommée est souvent moins l'éloge d'un médecin que la satire du public qui l'encense. Lorsqu'en effet un malade a à choisir son docteur, il ne s'informe pas s'il est instruit, s'il est doué du génie médical ; mais s'il a la vogue, s'il possède un hôtel magnifique, s'il a six chevaux à son écurie ; rien n'est plus commun que de voir des hommes refuser leur confiance à des médecins du plus grand mérite, mais auxquels ils ne peuvent pardonner leur renommée obscure et leur jeunesse : il est bon médecin celui qui, judicieux dans ses conseils, joint l'amour de la science à une sagacité profonde et au talent d'observation ; ces qualités vieillissent un jeune patricien ; ce n'est pas parce qu'un médecin fera cent visites par jour que je le jugerai savant. (Ordinairement ces docteurs-là ne savent distinguer les malades que par leur visage.) C'est dans une conférence médicale, et surtout au lit du malade, qu'il peut faire preuve de mérite ; je reconnaîtrai toujours un véritable médecin, n'importe son âge et sa célébrité, lorsqu'il possédera des connaissances profondes dans toutes les branches qui composent son art, lorsqu'il suivra une marche sage et circonspecte dans sa méthode d'observer et d'agir. Sans doute qu'il n'est rien d'aussi respectable que la vieillesse d'un médecin, qui a passé sa vie entière à remplir noblement tous les devoirs de son état, rien de plus légitime que l'estime et la vénération qu'il inspire ; mais accorder une confiance aveugle à un homme, uniquement parce que la multitude ignorante va l'assiéger dans son palais, uniquement parce que le tems a ridé son front, c'est une erreur contre laquelle l'intérêt de l'humanité ne saurait trop réclamer. Tandis que la vieillesse affaiblit les facultés intellectuelles de tous les êtres organisés, pourquoi le mé-

decin dépourvu de jugement, et par conséquent incapable d'observer avec fruit,
jouirait-il du privilége exclusif de recevoir
d'elle les précieuses qualités dont il a
manqué toute sa vie?.... Triomphez donc
de ce préjugé burlesque, qui veut qu'on
ne confie son existence qu'à une mode
homicide et qu'un médecin ne commence
à voir clair qu'au moment où il est obligé
de porter lunettes.

Si les hommes ne reçoivent pas de la
médecine tous les bienfaits qu'ils pourraient en obtenir, qu'ils n'en accusent
qu'eux-mêmes; eux qui accordent si facilement à l'intrigue et à l'ignorant charlatanisme une confiance qui n'est due qu'au
vrai savoir, eux qui n'ouvrent jamais les
yeux sur les vils moyens que l'on emploie
pour les séduire, et qui recherchent moins
ce savant modeste, qui ne tient à aucune
coterie, qui dédaigne les prôneurs et l'intrigue, que ce jongleur audacieux que
rien ne peut déconcerter et qui n'a,
pour toute recommandation, qu'un babil
intarissable dans lequel il trouve les
moyens d'amuser ou de tromper ses malades, plutôt que des ressources certaines
pour les guérir. Pourquoi le taire? Les

hommes ont un penchant naturel pour le charlatanisme, et celui qui ne voit dans l'exercice de la médecine qu'un excellent moyen de fortune, raisonne en conséquence et juge la science inutile ; un vernis de savoir lui suffit pour arriver à une grande opulence ; à l'aide de quelques termes scientifiques, il donne un air de grandeur et de pompe aux choses les plus communes ; l'eau, par exemple, n'est plus de l'eau, c'est de *l'oxide d'hydrogène*, et cette boisson de tous les pays, altérée par une couleur quelconque, reçoit du charlatan cette fastueuse dénomination, pour cacher son ignorance et pour faire des dupes. Pauvres malades !..... buvez de l'oxide d'hydrogène, payez et prenez patience !....

Puisque j'ai parlé de charlatans, qu'il me soit permis de manifester une bonne fois toute ma pensée et d'ajouter quelques ombres au tableau de Cadet de Gassicourt.

Je déclare d'abord qu'ils sont très-nombreux et qu'ils revêtent mille formes différentes. Les uns ne trouvent rien de mieux, pour éveiller l'attention du public, qu'un certain nombre de ces amis, officieux et ardens à prôner, qu'ils paient *ad hoc*.

Les autres renversent toute la médecine, et dénigrent tous les médecins ; les sangsues et la diète sont, selon eux, tout ce qu'il faut à la nature ; si ces moyens, long-tems prolongés, guérissent la maladie, la convalescence emporte le patient ; mais il leur reste la satisfaction de dire que leurs malades meurent guéris.

Celui-ci donne dans un excès contraire, sa méthode est toute perturbatrice ; il assomme ses malades à force de remèdes, il fait de leur estomac une boutique d'apothicaire ; la nature, selon lui, ne peut trouver l'équilibre que par une secousse violente ; il croit donner une haute idée de son génie en ne prescrivant que des médicamens extraordinaires, amenés à grand frais des régions les plus éloignées du globe, tandis que ces végétaux précieux, qui croissent dans nos contrées, sont mis de côté ; que dis-je ? dans ce siècle d'ambition et d'audace, en haine de la simplicité, il préfère une substance affadie, souvent rendue nulle, à la même substance dans sa vigueur essentielle et primitive. C'est ainsi qu'il dédaigne le quinquina,

malgré sa vieille et juste renommée. C'est
un mot trop bourgeois que ce mot de
quina, le premier venu peut l'employer;
parlez-moi de la cinchonine du sulfate de
quinine, qui n'est pourtant que le quina,
moins sa sève nutritive et ses vertus mé-
dicinales dont on l'a privé avec tant de
pompe et de fracas.

Celui-là veut parvenir en faisant de la
médecine un roman orné de toutes les
fictions mythologiques , et c'est aux
dames qu'il s'adresse ; son style érotique
et langoureux les charme, elles ne le com-
prennent pas, mais c'est égal, elles en
raffollent ; son livre est dans tous les bou-
doirs, et, persuadé que les femmes possèdent le talent de faire valoir dans le
monde, ce docteur, à l'essence de rose,
se dévoue à tous leurs caprices ; il jette les
haut cris contre un mari inhumain qui
désire voir son épouse allaiter le premier
fruit de leur hymen ; il leur prescrit le
plaisir et la dissipation , leur défend toute
occupation sérieuse comme incompatible
avec leur extrême sensibilité , en un mot
il donne une grande importance à des
maux imaginaires, pour arriver au but
convenu, qui est de rendre ce pauvre mari

le très-humble esclave des volontés de sa chère moitié.

Cet autre veut occuper l'attention publique en attaquant les principes reconnus et les meilleures méthodes ; il crée une théorie erronée, il établit des paradoxes afin d'exciter une guerre polémique, et si personne ne lui répond, il se réfute lui-même.

Un autre a écrit deux gros volumes in-octavo pour ne rien dire ; avec ses mille et une pages et ses raisonnemens ténébreux, il n'a pas seulement justifié le titre de son ouvrage.

Enfin, le charlatan le plus redoutable est plus audacieux et plus entreprenant ; il s'échappe des bancs des écoles muni de quelques mots latins et de quelques termes scientifiques, court solliciter en province un titre d'officier de santé, malheureusement trop facile à se procurer ; à peine l'a-t-il obtenu que son ambition et sa cupidité se réveillent ; il retourne à Paris, se qualifie docteur en médecine, et ne décline jamais son nom sans l'escorter de trente académies ; il compulse alors quelques recueils d'anciennes formules abandonnées, il en prend une au hasard parmi les purgatifs les plus violens, en change le titre ou la forme, demande un brevet d'invention, et annonce qu'il possède un spécifique merveilleux contre toutes les maladies. Aussitôt d'innombrables annonces circulent de toutes parts, des dépôts s'établissent dans toutes les villes des deux mondes; bientôt il ne peut suffire aux demandes, et son modeste appartement se change en un superbe hôtel où la foule des parasites lui assure tous les jours, à sa table, qu'il est un grand homme. Telle est la puissance de l'ignorant charlatanisme, qui prend toutes les formes pour exploiter, comme on l'a dit, la mine la plus riche qui existe, la *crédulité publique*. Il est donc de l'honneur de tous les vrais médecins de signaler, de poursuivre tout individu qui, exerçant l'art de guérir, fait un secret de sa méthode; si ses travaux l'ont conduit à des découvertes utiles, il doit se faire un devoir de les publier. La première et la plus douce récompense de ses veilles, est la satisfaction qu'éprouve tout médecin qui se rend utile à ses semblables; la seconde, il doit l'attendre du gouvernement, qui a prouvé, par l'accueil qu'il fait à toutes les découvertes utiles, qu'on doit toujours compter sur sa bienveillance. Malheureusement le peuple est enthousiaste des remèdes secrets; le mystère dont ils sont enveloppés lui semble ajouter à leur mérite, et tel médicament qu'il mépriserait s'il en connaissait la composition, devient précieux par cela seul qu'il ignore ce qu'il est; lorsque les médecins cherchent à l'éclairer sur les dangers qu'entraîne leur usage, il ne voit, dans ces sages conseils, qu'un effet de leur jalousie; ce qui, pour des esprits judicieux, serait un motif d'éloignement et de répudiation, parle en faveur d'une croyance absurde dans les esprits faibles, et nulle part la sottise humaine ne se montre sous un jour plus déplorable.

Il me semble entendre déjà les bourdonnemens importuns d'une nuée de jongleurs, je les entends répéter que le génie inventif ne doit recevoir aucune entrave. Eh quoi! s'écrient-ils, une invention, quelle qu'elle soit, n'est-elle pas la propriété de son auteur? Pourquoi, s'il en est ainsi, le propriétaire d'un médicament qui garde son secret, doit-il encourir le blâme des hommes éclairés? Pourquoi?...... parce qu'une force morale, supérieure à toute espèce de considération pécuniaire, ne peut admettre un pareil privilége; la délicatesse, l'honneur et la probité, tout se refuse à concevoir que l'on puisse tenir secret un moyen supposé utile, un médicament qui peut rendre la santé à ses concitoyens; le bien de tous ne peut se mettre en parallèle avec le bien d'un seul; il y a trop de disproportion, et la philanthropie s'élève contre un procédé qui avilit son auteur et fait injure à l'humanité. Au surplus, comment peut-on se permettre d'administrer un moyen que l'on ne connaît pas? Comment modifier son action suivant les circonstances et les tempéramens, si l'on ignore les proportions des élémens qui le composent? Il y aurait, tout au plus, le cas où ce remède secret ne serait indiqué que dans une seule maladie, mais on sait bien que ce n'est pas là leur défaut; au contraire, ils sont annoncés au public comme les guérissant toutes. Qu'on lise les annonces de tous ces charlatans, depuis *l'eau admirable de Cologne*, jusqu'au *foudroyant vomipurgatif* de Leroy, et l'on verra que c'est pure malice à nous, comme l'a dit J.-J.

Rousseau, si nous ne guérissons pas tout
ce qui se présente : c'est même là ce qui
gâte les affaires de ces messieurs; car enfin,
le public, quelque sot qu'on le suppose,
sait bien qu'en médecine rien ne peut
être universel, et que ce qui le guérit d'une
foulure ne peut le délivrer d'une cata-
racte, d'une fluxion de poitrine, etc. Que
ce pauvre peuple se persuade bien, une
fois pour toutes, qu'un remède bon à tout
n'est bon à rien, et que, pour guérir tous
les maux, il devrait être à la fois actif et
lent, à la fois tonique et délayant, à la
fois purgatif et astringent ; car il faut
qu'il soit tout cela pour être universel, et que, semblable au dieu de Spi-
nosa, il réunisse tous les contraires.
Enfin, garder un remède secret, c'est
faire preuve de la plus basse ignorance,
c'est montrer de la cupidité, c'est mé-
priser toutes les convenances sociales.

Il est un autre caractère auquel on reconnaît toujours le charlatanisme, c'est
qu'il ne doute de rien, et promet sans
cesse ce qu'il ne pourra jamais tenir, quoiqu'il ait la conscience de son ignorance
et de son incapacité. Le vrai médecin
n'est jamais aussi confiant; il doute, il

examine, et ne promet qu'avec connaissance de cause; il n'est pour lui qu'un
charlatanisme innocent, c'est celui qu'il
peut employer pour séduire l'imagination
d'un malade que la médecine condamne,
et lui sauver les horreurs d'une longue et
pénible agonie.

Si, comme les anciens, nos modernes
guérisseurs ne se donnent nullement la
peine d'étudier, si le charlatan ne possède pas la science, s'il lui suffit de connaître des simples pour gagner la confiance
du monde, en revanche, il connaît à fond
l'art d'éblouir le vulgaire, de duper impu-
demment et d'obtenir l'admiration des sots
à force d'audace et de vanterie. C'est vraiment un mérite que les vendeurs de spécifiques possèdent à un suprême degré; il
faut leur rendre cette justice, ils surpas-
seront toujours en ce genre les vrais médecins. Ceux-ci, plus modestes, sacrifient leur santé, leur jeunesse et leur fortune pour acquérir des talens; ils pâlissent
sur les livres et sur les cadavres, respirent
les miasmes délétères des hôpitaux pendant les plus belles années de leur vie;
méditent jour et nuit les points les plus
difficiles de l'art de guérir, et, lorsque la

pâleur de leur teint, la maigreur de leur visage attestent la multiplicité de leurs veilles, de quels prix sont payés tant de pénibles travaux? Il faut que je le dise, à la honte du public, s'ils ne sont pas charlatans, ils seront souvent oubliés, et n'arriveront jamais au niveau des jongleurs qui distribuent leurs poisons secrets en dépit du bon sens et de nos lois. En un mot, quelle que soit l'étendue de leurs connaissances, ils parviendront difficilement à une grande réputation, tandis qu'un ignorant audacieux n'aura qu'à se présenter pour occuper toutes les voix de la renommée. Le charlatanisme en médecine ne saurait manquer de succès, puisqu'il domine sur les hommes par le premier de tous leurs intérêts, l'amour de la vie; son origine se confond avec celle de la médecine, et partout où il y a des médecins se trouvent des charlatans; c'est ainsi que, dans une même contrée, naissent, auprès les uns des autres, les végétaux les plus salutaires et les poisons les plus dangereux; l'essentiel est de savoir les distinguer, ce qui deviendra bientôt très-difficile en médecine, car la ligne de démarcation entre certains médecins et certains charlatans s'efface chaque jour : je ne désespère pas de voir insensiblement des charlatans-médecins comme on voit déjà des médecins-charlatans. Malheur alors à ceux qui se contenteront d'acquérir une instruction profonde et d'exercer leur art avec dignité, avec sagesse ! ils languiront dans l'oubli ; si quelqu'un d'entre eux perce par hasard, on fera croire qu'il jouit d'une réputation usurpée. L'on suppose déjà des motifs de rivalité parmi les vrais médecins ; l'on suppose que, pour élever l'édifice de leur réputation, ils se croient charitablement obligés de dénigrer celui qui leur fait ombrage ; mais nous n'osons nous le persuader ; nous connaissons, au contraire, des ames nobles, des caractères grands et généreux, en un mot, tels qu'ils doivent être dans une profession libérale, autrefois divine ; l'hypocrisie et la calomnie, ces vices qui dégradent l'homme, sont plutôt le triste apanage de ceux qui, comme les charlatans, vivent aux dépens de la crédulité publique.

D'après tout ce qui précède, nous devons conclure qu'il y a deux sortes de médecine, l'une pleine d'ostentation et d'éclat dans tout son extérieur, mais aride au fond et toute conjecturale ; l'autre , plus modeste , mais vigoureuse par sa nature, et certaine par ses résultats. Le but de la première est d'amasser de l'or ; celui de la seconde est de guérir des malades : l'une est aussi avilissante et funeste que l'autre est honorable et salutaire. Le charlatan ne prend pas la peine d'étudier ; guidé par le sordide amour du gain, il ne craint pas de se lancer dans la pratique, sans vocation spéciale ; il exerce cet art divin sans y être appelé par un goût ardent, par ce sentiment intérieur qui inspire l'humanité comme il mène à toutes les connaissances nécessaires pour le bien pratiquer. Mais, pour se soutenir, il a besoin de dehors qui séduisent le peuple et qui préviennent un examen sévère ; il fait vanter hautement ses découvertes, prétendues utiles : on le voit mendier l'humiliante protection du pouvoir ou de l'opulence. Le vrai médecin , au contraire, celui qui consacre sa vie à l'étude de la nature, ne connaît d'autres chaînes que les devoirs de son état ; pénétré de la noblesse de sa profession, il se dévoue pour jamais au soulagement de l'humanité souffrante ; il dédaigne même le soin de sa vie dans ces circonstances funestes où des maladies épidémiques répandent un soufle empesté dans toute une région du globe ; l'art d'amasser de l'or n'est rien pour lui : ce n'est que par ses talens qu'il cherche à s'élever au premier rang de la société. C'est à celui-là aussi que l'espèce humaine doit la conservation du plus précieux de tous les biens, la santé. Par ses soins, il dissipe les craintes de l'époux, qui lui confie celle de sa douce compagne ; il préserve l'enfance des dangers qui menacent la débile existence des premiers âges ; en un mot, l'homme appelle les secours de la médecine à toutes les époques de sa carrière, et il ne les implore jamais en vain. Malgré ce noble ministère, qui commande le respect et l'admiration, le médecin a souvent à se plaindre de l'injustice et de l'ingratitude des hommes. Ici le prétendu savant déclame contre la plus noble et la plus utile des sciences humaines, et confond sans jugement et sans pudeur la médecine et le charlatanisme ; là, celui même à qui ses soins ont rendu la santé et la vie, attribue ses succès au hasard, ou bien aux seuls efforts de la nature ; il nie le bienfait pour se dispenser de la reconnaissance ; plus loin il entend répéter ce sophisme de J.-J. Rousseau : *Qu'il faudrait que la médecine vînt sans médecins !*....... L'on pourrait dire aussi qu'il faudrait que les maladies vinssent sans malades, et, en suivant cette idée ridicule, on pourrait demander le monde sans personne.

Si les fonctions du médecin l'exposent chaque jour au dédain de l'ignorance et à l'oubli de l'ingrat ; si sa réputation acquise par tant de travaux pénibles, mais honorables, dépend du caprice de la multitude ; s'il est obligé de se rendre esclave de ses devoirs pour les bien remplir, il s'en trouve dédommagé par l'estime d'un petit nombre d'hommes judicieux qui le console de l'indifférence du vulgaire ; le bonheur d'arracher une victime au trépas lui fait oublier toutes les invectives lancées contre lui par un public ignorant ; le malade qu'il vient de sauver devient son ami, et sa vue lui cause la satisfaction la plus pure. Il est heureux du bien qu'il fait, et il peut en faire beaucoup ; c'est lui que le pauvre implore de préférence ; c'est lui qui porte des secours dans l'asile de l'indigence ; c'est là que les fonctions du médecin sont bien plus nobles que dans les palais où les motifs de l'intérêt ne laissent aucune place à ceux de l'humanité! Là, point de protecteur : la renommée n'approche point de l'humble réduit du pauvre, de ces masures ouvertes à la misère. Si une maladie épidémique se déclare, loin de fuir les lieux qu'elle ravage, le vrai médecin sacrifie ses jours au salut de ses concitoyens : le théâtre de la mort, voilà son poste. Ces sacrifices ne restent jamais sans récompense, et c'est dans ce dévouement que l'homme de l'art doit chercher le principe de sa célébrité. Le bonheur de soulager ses semblables, voilà le but du médecin philanthrope ; des titres, des pensions et toujours de l'or, voilà celui du charlatan. C'est faute d'avoir distingué la véritable médecine de la fausse science, qui n'est exercée que par les empiriques et les matrones, que des écrivains se sont crus fondés à ne pas la considérer comme une science. Plus justes dans leurs jugemens, les philosophes et les savans de l'antiquité lui furent plus favorables ; Empédocle, Pythagore et ses nombreux disciples s'honorèrent de cultiver la médecine, autant qu'ils mé-prisèrent l'art obscur et mensonger des jongleurs, alors exercé par les prêtres d'Esculape. Je le dis avec assurance, si quelques philosophes ont cru attaquer avec succès la véritable médecine, ils se sont trompés, ils n'ont atteint que la médecine vulgaire, le charlatanisme; *Pline*, *Montaigne* ne nous ont pas plus ébranlés que *Pétrarque* et *Molière*; toutes leurs déclamations, quoique justes, ont tourné à l'avantage de la science en faisant distinguer le vrai médecin des guérisseurs homicides, indignes de ce nom. En un mot, la véritable médecine, fondée sur l'observation, l'expérience et le raisonnement, éclairée par le flambeau de la physique et d'une saine philosophie, sera toujours la plus utile et la plus noble de toutes les sciences, malgré l'impôt de la honteuse patente, bien plus honteuse encore par les exceptions (1). Mais si on la sé-

---

(1) Ce n'est pas sans intention que j'élève ici la voix contre le joug qui pèse sur la médecine : je viens réclamer la justice pour une profession qui, royale autrefois et même divine, se trouve aujourd'hui, par une fiscalité honteuse,

pare de toutes les connaissances acces-
soires qui lui servent d'appui, si on la

confondue avec les arts mécaniques. Avili par
l'impôt de la patente, le médecin se voit assi-
milé au fripier et au marchand de vin. Cependant des professions qui ne sont pas plus
libérales jouissent d'une considération qui nous
est refusée; l'avocat, l'homme de lettres sont
exempts de la patente; on reconnaît la dignité
de leurs fonctions, on leur tient compte des
honorables épreuves qu'ils ont subies..... Est-ce
qu'il faut à nous, médecins, moins d'études et
de méditations? N'avons-nous pas de grands
dégoûts à surmonter? où la fortune et les plaisirs
sont plus précieux que la vie?..... La patente des
médecins rend témoignage de ces jours de deuil
et d'infamie dont nous avons été les victimes;
où le talent manquait, l'argent servait de ga-
rantie. Mais ce n'est pas tout encore, un pri-
vilégé règne dans cet abaissement, et pour
en jouir il suffit, n'importe à quel titre, d'a-
voir rempli un emploi public; en sorte que le
plus inepte, pourvu que le hasard ou la faveur le
secondent, prend rang dans cette étrange oli-
garchie; et c'est pour des hommes qui ont fait
preuve de talent dans les premières écoles de
France, qui n'ont pas acheté ni mendié, mais
conquis leurs grades, c'est pour eux qu'est ré-
servé le déshonneur de la patente.

Jamais occasion ne fut plus favorable à mes
projets; un roi véritablement sage et magna-
nime préside à nos destinées; ami des sciences

restreint à l'administration purement ma-
chinale des médicamens, ce n'est plus
que cette médecine vulgaire, cette fausse
science contre laquelle se sont déchaînés
avec tant de raison quelques philosophes
satiriques.

---

et des arts, il sait que la liberté est de leur essence. Les faveurs dont son auguste frère daigna
combler le barreau, me font beaucoup espérer
pour une profession qui ne le cède à celle de
l'avocat, ni en utilité ni en dignité.

Heureux si ma faible voix peut pénétrer sous
les voûtes dorées des Tuileries! Mes travaux
seront grandement récompensés si quelque loi,
digne d'un peuple civilisé, rend à notre belle
science toute la considération qui lui est si légi-
timement due.

CHAPITRE II.

Histoire des fleurs blanches, ou *leuchorrée*.

———

Chaque siècle, chaque nation, chaque sexe, chaque tempérament et chaque âge ont des maladies qui leur sont propres ; il semble que la triste espèce humaine ne fasse que changer de tortures. Des fléaux, autrefois redoutables, se sont anéantis ; d'autres, inconnus de nos jours, paraîtront peut-être par la suite : avant le quinzième siècle, on ne connaissait pas la coqueluche ; nous n'observons plus certaines maladies, communes aux premiers âges du monde ; mais je doute que la leucorrhée, ce fléau qui s'est acharné sur presque toutes nos femmes, lâche jamais sa proie.

Cette maladie est caractérisée par un écoulement humoral, muqueux ou puru-

lent qui a lieu par la vulve. Cette affection, que l'on appelle aussi communément
flux de matrice, *pertes blanches*, *catharre
utérin*, etc., n'a été désignée, par la plupart des auteurs, que d'après son symptôme le plus saillant, et non d'après la
connaissance parfaite de sa nature intime.
Elle se manifeste ordinairement depuis la
puberté jusqu'à la cessation des règles, et
plus particulièrement chez les femmes
mariées ; cependant, les petites filles et
les femmes âgées n'en sont pas toujours
exemptes.

La matière de l'écoulement n'a pas
toujours la couleur blanche comme pourrait le faire supposer sa dénomination
très-ancienne, d'ailleurs, puisque Aris-
tote la désignait déjà sous le nom de
règles blanches. Elle est, au contraire,
tantôt transparente, d'autres fois elle est
d'un blanc de lait, souvent jaunâtre, plus
ou moins verte ; elle est quelquefois rousse
ou légèrement noirâtre. Sa consistance ne
varie pas moins que sa couleur ; parfois
séreuse et abondante, elle est souvent
visqueuse comme le blanc d'œuf à moitié
cuit ; d'autres fois elle sort par gros flo-
cons ; enfin, cette matière ne présente

aucune propriété stimulante ni contagieuse, à moins qu'il n'y ait complication par la présence d'un virus quelconque dans l'économie. Dans ce cas, l'écoulement acquiert plus ou moins d'âcreté et produit des accidens différens, suivant la nature de la complication qui l'entretient.

Comme la connaissance précise de l'époque où cette maladie a pris naissance n'est pas un point très-essentiel, et que, d'un autre côté, je n'aime pas faire des phrases pour ne rien dire, je prie mes lecteurs, qui aiment les définitions qui ne définissent rien, d'avoir recours aux anciens, qui ne les ont point épargnées. Je me borne donc à dire ici que les fleurs blanches ont fixé l'attention des médecins de tous les tems, et que certains auteurs modernes, fort admirateurs des anciens et fort prévenus contre le siècle présent (c'est l'usage), ont assuré que cette maladie était l'unique fruit de la corruption de nos mœurs. D'après l'opinion de ces écrivains, on serait même tenté de conclure que nos bons aïeux étaient rarement malades, et que leurs femmes ne connaissaient pas la leucorrhée. Mais on en jugera autrement après avoir médité le deuxième livre d'Hippocrate, où le père de la médecine décrit bien clairement jusqu'à dix espèces de fleurs blanches ; elles étaient, par conséquent, fort anciennement connues ; il paraît même qu'elles étaient beaucoup répandues chez les femmes de l'ancienne Grèce.

C'est depuis Hippocrate qu'une foule d'auteurs se sont jetés dans l'ornière des conjectures pour s'efforcer de donner une classification de cette maladie. Alexandre de Tralles , Paul d'Egine , Oribase , Aëtius, Galien et les Arabes, se sont plus ou moins éloignés de la raison. Ces derniers surtout, livrés sans réserve aux théories humorales , défigurèrent tout ce que l'ancienne médecine pouvait avoir de bon. Ce ne fut que vers le quinzième siècle que Fernel, Baillou, commencèrent à rappeler, dans leurs écrits sur les fleurs blanches , les beaux jours de la médecine grecque. Depuis cette époque, une foule de bons ouvrages ont traité de cette maladie ; mais, examinés avec attention et impartialité, analysés avec le soin le plus scrupuleux, que présentent-ils au jeune praticien ? de très-belles des-

criptions, beaucoup de luxe et d'érudi-
tion, beaucoup de subdivisions en genres
et en espèces innombrables, mais un grand
vide dans les traitemens. Aucun ne s'est
livré à des recherches suffisantes pour
nous tracer une bonne méthode curative ;
les uns nous disent que c'est une maladie
incurable que l'on doit respecter, les autres
assurent aux femmes, qui vont les consulter, que leur maladie n'est point dangereuse, qu'elle n'entraîne avec elle qu'un
seul inconvénient, l'incommodité, et
que, loin de s'en alarmer, elles doivent plutôt la considérer comme un bénéfice de la
nature. Pour nous, qui avons trop d'exem-
ples du contraire, nous nous garderons
bien de leur tenir un pareil langage!... Nous
pouvons donc hardiment conclure que,
jusqu'à présent, on a beaucoup écrit sur
les fleurs blanches, et pas assez observé ;
que, s'il est des cas où cette affection
doit être regardée comme incurable, nous
pouvons assurer qu'ils sont très-rares,
et que, presque toujours, on parviendra,
par la méthode de traitement que je vais
indiquer, à débarrasser la plus belle moitié
du genre humain d'une affection qui la
dégrade et qui étend tous les jours ses

ravages sur nos femmes et sur nos enfans.

Mais, pour arriver sûrement à la connaissance d'une maladie, et pour tracer le traitement qui lui convient, il faut d'abord l'analyser, avoir égard aux tempéramens, aux causes qui l'ont produite, et ce n'est qu'après l'avoir examinée isolément dans tous ses rapports qu'on peut en tracer un tableau fidèle et établir les bases d'une bonne méthode curative. Nous pensons donc que, dans une maladie qui varie chez presque toutes les femmes, et qui est produite par des causes si différentes et si multipliées, il est indispensable d'appeler l'attention du praticien sur ces points importans qui doivent le guider dans les indications thérapeutiques. Mais il n'est pas indifférent de prendre telle ou telle base dans ces divisions secondaires qui doivent être simples autant que possible, et toujours fondées sur des phénomènes constans. C'est pourtant à quoi n'ont pas fait attention ceux qui ont divisé le catharre utérin en espèces.

C'est ainsi que les médecins grecs, qui établissaient dix espèces de leucorrhée, les avaient déterminées d'après la couleur de la matière de l'écoulement. *Sauvages*

adopta une autre marche, mais plus dé-
fectueuse encore que celle suivie par *Hippocrate*. Les variétés admises par *Raulin,
Cullen*, *Pinel*, *Blatin*, *Lagneau*, ne sont
pas plus avantageuses. Pourquoi multiplier
à l'infini des distinctions qui, loin d'apporter de la clarté et de la méthode, ne
font qu'embarrasser les praticiens et compliquer les cadres nosologiques?...

Pour nous, qui avons adopté la briè-
veté et la précision, qui ne cherchons
qu'à simplifier l'étude de cette maladie,
nous avons jugé raisonnable de n'admettre que deux sortes de leucorrhée, l'une
simple et l'autre compliquée. La première
est une affection aiguë ou chronique, qui
a son siége sur la membrane muqueuse du
vagin, du canal de l'urètre, du col et
de la cavité de la matrice, déterminée par
une ou plusieurs des causes que nous allons décrire. La seconde espèce peut sié-
ger sur les mêmes tissus; elle est ordinairement entretenue par une lésion organique ou par la présence d'un virus dans
l'économie qui a été appliqué, tantôt
sur le lieu même d'où il provient; d'autres fois il s'y est porté de l'intérieur.
Chacune de ces variétés peut se présenter

à l'état aigu et à l'état chronique, comme nous le verrons plus tard.

Des causes, des symptômes, du dianostic et du pronostic de la leucorrhée simple et compliquée.

Comme je n'ai rien à ajouter aux brillantes descriptions que l'on trouve dans les ouvrages d'un grand nombre de savans qui ont écrit avant moi, et particulièrement dans la Monographie de Blatin, je vais décrire très-succinctement les causes, les symptômes et la marche de la leucorrhée ; mais j'insisterai beaucoup plus sur l'histoire des traitemens divers qu'elle réclame, comme étant la partie la plus essentielle, et celle précisément que les auteurs ont le plus négligée.

Devons-nous faire renaître ici les rêves de Galien, les opinions surannées des anciens et les subtilités scholastiques de quelques auteurs modernes sur les causes des fleurs blanches ? Nous ne le pensons pas. Toutes ces savantes dissertations, fondées sur des théories humorales, doivent rester à jamais dans l'oubli.

Si l'on veut avoir des idées positives sur le mode d'action des causes occasionelles des fleurs blanches, il faut renoncer aux explications hypothétiques et étudier les propriétés vitales et les dérangemens dont elles sont susceptibles. C'est dans les lésions sympathiques, dans les lésions vitales et dans les lésions organiques qu'il faut, en observateur attentif, rechercher les causes prochaines de la leucorrhée ; ce sont elles qui sont la source de toutes ces affections qui attaquent tel ou tel organe, suivant qu'il est plus ou moins disposé à devenir le siége d'une maladie.

Toutes les causes irritantes ou affaiblissantes, de quelle manière qu'elles agissent sur la membrane muqueuse utéro-vaginale, produisent une sécrétion muqueuse plus ou moins abondante ; mais si cet écoulement dépend quelquefois de l'inflammation de ces parties, dans beaucoup de cas aussi il en est tout-à-fait indépendant : tels sont ceux où le catharre utérin est accompagné d'une faiblesse radicale de tout l'organisme. On ne peut raisonnablement supposer affectée de phlegmasie, une femme dont la constitution détériorée, et l'état cachectique héréditaire ou acquis , sont la cause primitive des fleurs blanches ; ces considérations nous paraissent suffisantes pour admettre deux manières d'être générales de la leucorrhée simple, l'une aiguë et l'autre chronique. Cette distinction secondaire n'est pas moins importante sous le rapport du traitement , que celle des espèces que nous avons déjà établies.

Causes de la leucorrhée aiguë simple.

Ici l'écoulement dépend de la stimulation des organes génitaux , déterminée par des causes locales ou générales. Les premières sont : la présence d'un corps étranger dans le vagin ou dans la matrice , l'usage des injections irritantes, l'excès de la masturbation ou des plaisirs de l'amour, une grossesse pénible , une fausse couche, des coups sur la région hypogastrique , l'usage trop prolongé des bains chauds, etc. Les causes générales sont beaucoup plus nombreuses. Telles sont une constitution forte et pléthorique, un tempérament sanguin, une menstruation difficile, l'abus des alimens trop succulens et des boissons alcooliques, certaines constitutions athmosphériques, la suppression des sécrétions cutanées par l'influence d'un changement brusque de température, l'usage des emménagogues, les obstacles qu'apporte à la sécrétion du lait une femme qui ne doit pas nourrir, etc.

Causes de la leucorrhée chronique simple.

Cette seconde variété peut être la suite de la leucorrhée aiguë ; mais le plus ordinairement elle est primitive. Elle affecte alors les femmes faibles, d'un tempérament lymphatique, celles dont les chairs sont molles, la figure décolorée, les digestions languissantes ; elle dépend quelquefois d'un état particulier de l'économie, qui date de la naissance, ou qui est le résultat de certaines causes débilitantes, dont l'action a été trop long-tems prolongée chez une personne encore bien portante.

Les boissons de quelques contrées, comme l'eau, le vin frelaté de Paris, la bière nouvelle, les alimens indigestes, les fruits non mûrs et trop aqueux, le laitage, et surtout le café au lait, d'un usage si général, est plus particulièrement nuisible aux femmes , pour peu qu'elles soient disposées aux fleurs blanches. J'en ai déjà guéri un grand nombre qui ne devaient leur incommodité repoussante qu'à l'usage de cette boisson alimentaire. Enfin , la leucorrhée peut être produite par la suppression d'une évacuation naturelle ou morbide , ou par la répercussion d'une éruption cutanée ou d'une autre phlegmasie , par le déplacement des affections rhumatismales ou goutteuses, par la suppression naturelle ou accidentelle des menstrues , des hémorroïdes , des lochies et de la sécrétion du lait, par la répercussion d'une affection dartreuse , par l'habitation dans un lieu voisin des marécages dans un appartement mal éclairé , bas et humide, où l'air se renouvelle difficilement, et dans des rues étroites , d'où s'exhalent des émanations fétides et affaiblissantes de tous les systèmes de l'organisme.

Indépendamment de toutes les causes que nous venons d'énumérer , la leucorrhée chronique peut être occasionée par des effets lymphatiques : la dentition chez les jeunes filles , une imagination ardente chez celles qui sont nubiles , des affections morales et des maladies chroniques de l'estomac chez les femmes plus âgées.

Causes de la leucorrhée compliquée.

Les fleurs blanches compliquées peuvent, comme les précédentes, être aiguës ou chroniques, et reconnaître pour causes toutes celles que nous venons d'énumérer, auxquelles on peut ajouter l'existence d'une lésion organique, ou la présence d'un virus qui a été appliqué, tantôt sur le lieu même d'où il provient ; c'est ce qui arrive dans les cas d'infection vénérienne primitive, contractée pendant un coït impur ; d'autres fois il s'y est porté de l'intérieur ; c'est ce que l'on observe dans les affections dartreuses, scrophuleuses, scorbutiques, etc.

J'aurais pu multiplier à l'infini l'énumération des causes qui concourent au développement des fleurs blanches ; mais celles que je viens de citer me paraissent suffisantes, l'essentiel est de ne pas les confondre ; car c'est sur leur différent mode d'action que je fonderai les bases de mes traitemens.

Symptômes et marche de la leucorrhée aiguë.

L'action des causes qui donnent lieu aux fleurs blanches, s'annonce ordinairement par des douleurs sourdes dans la région hypogastrique et aux reins, par des lassitudes dans les membres, et des envies fréquentes d'uriner, par une démangeaison incommode et toujours croissante dans le vagin et dans la matrice, par la sécheresse de la peau. A mesure que ces symptômes augmentent, la fièvre se déclare, un écoulement séreux s'échappe de la vulve; il prend bientôt plus de consistance, devient jaune, vert et plus abondant. Les cuissons brûlantes que les femmes éprouvent en urinant deviennent intolérables; la région suspubienne est le siége d'une douleur gravative, qui se propage aux grandes lèvres et aux régions lombaires. A mesure que ces symptômes inflammatoires commencent à décroître, vers le neuvième ou dixième jour, l'écoulement augmente de nouveau pour diminuer ensuite progressivement avec tous les autres symptômes, à moins qu'un mauvais régime et un traitement contraire ne s'y opposent.

Symptômes et marche de la leucorrhée chronique.

La leucorrhée chronique succède souvent à la première ; sa marche est tout-à-fait irrégulière et sa durée indéterminée. C'est de cette maladie que Charleton a dit : *Quibus temporibus affectus hic durat, intermittit, recurrit, cessat, etc., omnia incerta sunt.* On n'observe aucune tendance vers la guérison, il y a absence des symptômes inflammatoires énoncés ci-dessus. L'écoulement est ordinairement continu, rarement intermittent ; il flue quelquefois abondamment pendant l'hiver, et disparaît pendant la belle saison ; du reste, il varie singulièrement sous le rapport de sa consistance, de sa couleur et de sa quantité. Les malades éprouvent des tiraillement habituels dans l'estomac, proportionnés à la quantité de la perte. La nutrition ne se fait que très-imparfaitement, d'où résultent la faiblesse dans les membres, la pâleur jaune de la figure, la teinte bleuâtre et la bouffissure des paupières inférieures, certaine langueur dans les yeux, l'amaigrissement général, l'infiltration du tissu cellulaire des extrémités inférieures, l'insouciance pour tous les plaisirs que l'on recherchait, et souvent une tristesse mélancolique. La membrane muqueuse du vagin est tuméfiée et blafarde, l'orifice de la matrice est bas et entr'ouvert, la tête est souvent douloureuse ; les femmes éprouvent des éblouissemens, des syncopes, surtout lors des variations atmosphériques. La transpiration cutanée est tout-à-fait nulle ; la malade est très-sensible au moindre froid, même pendant la belle saison ; elle est essoufflée au moindre exercice (1). Enfin la leucorrhée chronique peut se compliquer d'une si grande quantité d'altérations morbides, qu'il serait impossible de les indiquer toutes. Lorsque l'écoulement des fleurs blanches chroniques n'est pas continuel, il n'épuise pas autant les femmes qui

---

(1) *Cum fluor albus subortus fuerit*, dit Hippocrate, *dolor imum ventrem, lumbos ac laterum inanitates detinet ; crura et manus intumescunt ; color auriginosus et albus redditur, cumque anhelatione corripitur.*

en sont affectées, et il n'est pas suivi de la cohorte effrayante des symptômes que nous venons de décrire, au lieu que les femmes faibles et lymphatiques, chez lesquelles l'écoulement n'est jamais interrompu, voient leur fraîcheur s'évanouir et leur constitution profondément s'altérer.

Diagnostic. — Il est fort important de ne pas confondre, entre elles, les diverses espèces de fleurs blanches, et de savoir distinguer celles qui n'ont été produites que par des causes inflammatoires, de l'écoulement occasioné par une faiblesse radicale de tous les systèmes. Il est surtout très-essentiel de ne pas confondre la leucorrhée qui tient à la contagion siphilitique, avec celles que nous venons d'indiquer. La tâche est malheureusement fort difficile, car les phénomènes que l'on s'est plu à donner comme pathognomoniques de l'écoulement vénérien, lui sont communs avec la leucorrhée simple. Suivant l'opinion de quelques auteurs, la matière de l'écoulement siphilitique a une couleur, une densité et une odeur particulières, absolument différentes des fleurs blanches ; n'en déplaise à ces autorités très-respectables d'ailleurs , nous pouvons assurer , d'après des expériences nombreuses , que ces assertions sont fausses. Baglivi affirme que l'écoulement vénérien continue pendant la menstruation , tandis que la leucorrhée bénigne est suspendue. Malgré toute la considération que nous devons avoir pour un observateur judicieux , nous sommes encore obligé de démentir cette opinion et d'affirmer qu'elle n'est d'aucune utilité dans le diagnostic de l'écoulement siphilitique.

Nous voyons par là que les auteurs anciens et modernes nous ont donné de bien faibles connaissances sur les symptômes de la leucorrhée siphilitique. Il faut aussi le dire avec regret ; il n'est pas toujours facile d'établir le diagnostic de cette affection , à moins qu'elle coïncide avec d'autres symptômes caractéristiques de la maladie vénérienne ; il est donc évident, lorsque ces signes extérieurs n'existent pas , que c'est dans la connaissance des circonstances commémoratives que nous devons puiser les indications les plus propres à faire distinguer un écoulement vénérien d'un écou-

lement simplement leucorrhoïque. Il faut,
en quelque sorte, s'en rapporter à la
bonne foi des malades, ce qui est encore
incertain, car les femmes surtout avouent
rarement qu'elles se sont exposées à l'infection siphilitique. Il sera beaucoup
moins difficile de distinguer les fleurs
blanches, qui dépendent d'une affection
dartreuse, scrophuleuse ou scorbutique,
par l'examen des symptômes extérieurs qui
indiquent l'existence de ces maladies.
J'ai été consulté par une dame atteinte
d'une leucorrhée qui avait résisté à divers traitemens conseillés par plusieurs
médecins, et ce n'a été qu'après un examen très attentif que je suis parvenu à
constater l'existence d'une dartre dans le
vagin. J'ai alors dirigé tous mes moyens
thérapeutiques contre l'affection dartreuse
qui était la seule cause des fleurs blanches, et, lorsqu'elle a été détruite, j'ai
fait disparaître l'écoulement leucorrhoïque
avec la plus grande facilité.

On sera un peu plus embarrassé pour
distinguer la leucorrhée d'avec les écoule-
mens purulens qui proviennent d'un ab-
cès formé dans les ovaires ou dans un
autre organe d'avec les pertes symptoma-

tiques d'une lésion, organique de la matrice. L'on y parviendra néanmoins, si l'on
se rappelle que, toutes les fois qu'il y a
suppuration, la matière de l'écoulement
est évidemment purulente, tandis que les
fleurs blanches n'offrent qu'un fluide vis-
queux plus ou moins consistant et de couleur variable; si l'on se rappelle que,
dans les pertes symptomatiques d'une lésion du col de l'utérus, l'écoulement est
plus ou moins rougeâtre et d'une odeur
sui generis, qu'il y a douleurs vives dans
les lombes, élancemens qui partent du
rectum, gonflement et ulcération au col
de la matrice, que l'on peut constater par
le toucher ou bien à l'aide du *speculum
uteri*. Ainsi donc on pourra supposer la
lésion des organes affectés peu profonde,
si l'écoulement est transparent, blanchâ-
tre et non purulent, s'il n'est pas accompagné de douleurs utérines, et s'il n'a pas
une odeur fétide trop prononcée. On le
regardera, au contraire, comme indiquant
une lésion profonde de la membrane et
de la substance même de la matrice, s'il
est sanguinolent, noirâtre et purulent,
s'il excorie les parties génitales externes,
et surtout s'il est accompagné de douleurs

vives et lancinantes au col de l'utérus. En résumé, le point le plus important pour établir un bon diagnostic, c'est de s'attacher à bien connaître les causes des fleurs blanches, et de diriger vers elles seules tous les moyens thérapeutiques, pour guérir le plus promptement possible une maladie qui ne peut que s'aggraver de jour en jour, et empoisonner l'existence de celle qui en est affectée.

Pronostic. — La leucorrhée est une maladie longue, incommode et dégoûtante ; son pronostic varie suivant la nature des causes qui lui ont donné lieu, suivant son espèce, son ancienneté et son état de simplicité ou de complication. Le catharre utérin accidentel, qui est récent et qui tient à des causes locales, cède bientôt aux moyens les plus simples ; tandis qu'une leucorrhée fort ancienne, qui tient à une disposition héréditaire ou constitutionnelle, ou qui est entretenue par une altération profonde de l'organisme, est au contraire beaucoup plus difficile à guérir : elle entraîne alors à sa suite la lenteur et le dérangement des digestions, la faiblesse, l'épuisement, la chlorose ou les pâles couleurs, l'amaigrissement successif, la bouffissure du visage, l'irrégularité ou la suppres-sion totale des menstrues, la descente de la matrice, l'engorgement du parenchyme de cet organe ; enfin la fièvre hectique, qui devient le plus ordinairement funeste.

Si Hippocrate avait vécu à Paris ou à Londres, il n'aurait pas écrit que les fleurs blanches rendent les femmes sté-riles, puisque, dans ces grandes cités, presque toutes sont affectées de cette ma-ladie, sans que la fécondité y soit très-sensiblement moindre qu'ailleurs. Il est vrai de dire cependant que cette maladie les dispose aux fausses couches, et qu'elle diminue chez quelques-unes l'attrait qu'el-les devraient naturellement avoir pour les plaisirs de l'amour, tandis que d'autres sont très-lascives, et chez lesquelles le désir ardent pour le coït paraît tenir au prurit continuel que l'âcreté de l'écoule-ment entretient aux parties génitales ex-ternes.

Les fleurs blanches sont, du reste, d'autant plus graves et plus difficiles à guérir que la femme est d'un tempéra-ment plus lymphatique, et qu'elle se rap-proche davantage de l'époque du retour. Hippocrate a dit que cette maladie est

presque toujours incurable chez les femmes âgées. *Fluor in senioribus mulieribus
propè incurabilis est et eas usque ad mortem
comitatur.*

Lorsque les règles commencent à diminuer, le parenchyme de la matrice
reste engorgé après chaque menstruation;
ce qui donne lieu, par la suite, à une
phlegmasie de la membrane interne de cet
organe et à ces fleurs blanches intermina-
bles. Heureuses les femmes qui n'éprouvent pas des altérations plus profondes!
Le catharre utérin, devenu chronique,
peut donner lieu à des épaississemens et
à des ulcérations des tissus dont il est le
siége; il peut encore devenir l'origine
d'une lésion organique de l'utérus; mais
si, à l'exemple de Morgagni, on s'attache
à distinguer les altérations de tissu dépen-
dantes de la leucorrhée d'avec celles qui
sont le résultat d'une affection de la matrice, on réduira de beaucoup le nombre
de celles que l'on regarde encore comme
une conséquence des fleurs blanches. Si
les médecins fixaient davantage leur attention sur l'époque du retour, sur cette période importante de l'existence de la
femme, ils verraient que c'est de cette

époque que datent la plupart des maladies organiques qui lui font traîner ses derniers ans dans des souffrances continuelles (1).

Le pronostic que l'on doit porter sur la leucorrhée varie encore beaucoup suivant la méthode de traitement employée pour la combattre : il sera toujours fâcheux, lorsqu'on cherche à arrêter l'écoulement par des méthodes exclusives ou par des injections astringentes, avant d'avoir détruit les causes qui l'ont occasioné. Parce qu'on a dit : *La diète et l'eau, voilà toute la médecine*, quelques docteurs modernes se sont dispensés de toutes recherches, et, fondant à peu de frais leur renommée sur l'abstinence, c'est en n'ordonnant rien qu'ils ont cru mieux ordonner. D'autres, au contraire, ne sachant prescrire que des remèdes échauffans, incendient quelquefois des corps déjà en combustion. Il est, en toutes choses, un juste milieu, et c'est ce milieu que les prétendus savans s'efforcent de méconnaî-

---

(1) Je développerai cette proposition dans un ouvrage que je me propose de publier bientôt sur les maladies organiques de la matrice.

tre. Voilà précisément ce qui, après une longue course, remet la science au point de départ, ce qui la replonge dans l'abîme après tant d'efforts pour gravir les hauteurs, et ce qui fait que l'étude de la nature est pour les médecins systématiques comme le tonneau des Danaïdes ou la roue d'Ixion. Il serait donc facile de prouver que ce n'est point l'ignorance proprement dite qui fait du mal aux hommes, mais le demi-savoir. L'ignorance toute seule ne peut être un mal, puisqu'elle n'est rien : elle devient un mal quand elle prétend être quelque chose ; c'est alors qu'on voit éclore ces monstrueuses doctrines que l'on n'ose se rappeler sans frémir; que les cabalistes, les alchimistes et leurs voisins les scolastiques, rassemblant de chimériques matériaux, tirent en même tems de leur débile cerveau des classifications symétriques, et que leurs rêves systématiques se montrent à nous sous l'apparence des vérités, comme ces fantômes, qui, sous des formes humaines, apparaissent dans l'ombre à l'œil ébloui.

La médecine la plus favorable à la marche et à la terminaison des maladies, est, sans contredit, celle qui, ne suivant aucune théorie exclusive, sait en abréger le cours par une action énergique, modifiée suivant les circonstances individuelles. Que l'on se rappelle maintenant tout ce que nous avons dit sur les systèmes en médecine et sur les vices si multipliés de la pratique médicale ; qu'on se figure, dans toutes les parties du monde civilisé, des légions de médecins, dont les uns, serviles esclaves des doctrines du jour, épuisent par la diète absolue les malades les plus athlétiques comme les plus faibles, versent le sang à grands flots par les saignées et les sangsues ; et dont les autres, meurtriers enthousiastes des théories anciennes, introduisent dans un estomac déjà irrité les vomitifs et les purgatifs les plus violens, et des liquides imprégnés de bitume et de phosphore. Que l'on contemple ensuite les épouvantables effets de ces tortures médicales, et l'on verra d'un côté des corps faibles et anéantis par l'abstinence, des fantômes maigres et pâles réclamer, d'une voix presque éteinte, quelque peu de nourriture pour les ranimer, et de l'autre les infortunées victimes d'une pratique incendiaire, dont les physionomies irritées semblent implorer quelques gouttes de boisson rafraîchissante pour étancher la soif brûlante qui les dévore et calmer l'ardeur interne qui les consume, sans pouvoir obtenir autre chose que de nouvelles doses des potions et des juleps qui les conduisent par gradation de la consomption au marasme, et du marasme à la mort.

Que l'on se persuade maintenant qu'en agissant avec précaution pour prévenir ou pour arrêter les fleurs blanches dans leur première explosion et s'opposant dans leur état chronique à l'influence des agens pharmaceutiques qui peuvent les entretenir et même les aggraver au lieu de les guérir, on évitera la somme des calamités dont je viens de parler, et l'on se convaincra sans peine que le pronostic de la leucorrhée sera d'autant moins grave que l'on emploiera des moyens plus appropriés à la nature de la maladie et au tempérament des personnes qui en sont affectées.

CHAPITRE III.

HISTOIRE DES TRAITEMENS.

Traitement de la leucorrhée aiguë simple.

CETTE variété, à laquelle le nom de catharre utérin convient le mieux, n'est jamais très-grave ; les moyens les plus simples suffisent ordinairement pour la combattre ; les premiers remèdes sont naturellement destinés à calmer l'inflammation ; mais ici, comme partout ailleurs, il faut faire la part des tempéramens, car les mêmes moyens ne sauraient convenir à tous. Comme les tempéramens sanguins sont plus sujets à l'inflammation, c'est pour ceux-là qu'il faut prodiguer les antiphlogistiques, ne pas épargner les saignées locales et générales, les bains de siége, composés avec une décoction de plantes émollientes, les fumigations et les fomentations de même nature ; il faut également prescrire les boissons rafraîchissantes et légèrement acidulées, la diète, l'orgeat étendu d'eau, la tisane de poulet ou de veau, etc. Lorsque les symptômes inflammatoires sont détruits, des laxatifs doux, comme le petit lait avec la manne, les tamarins et la pulpe de casse peuvent convenir, une nourriture sobre et légère, toujours des boissons abondantes, et enfin tout ce qui peut calmer et détruire l'inflammation. Ce n'est pas que je conseille l'excès, car l'excès partout est un mal. Le tempérament le plus robuste peut s'affaiblir par l'abus des antiphlogistiques, comme le plus faible peut s'irriter par l'effet des toniques. Il faut non-seulement mesurer les moyens que l'on emploie à la constitution des malades, mais encore il faut remonter aux causes qui ont donné lieu à la maladie. Si, par exemple, le catarrhe utérin est produit par la suppression des menstrues ou des hémorroïdes, il faut appliquer des sangsues à la vulve, au périnée, à l'anus; s'il dépend de la répercussion, des dartres, d'un exutoire, d'une transpiration locale, etc., il faut appliquer des sinapismes ou des vésicatoires sur l'endroit primitivement affecté, pour rétablir les fonctions ou les infirmités dont la suppression a donné lieu au catarrhe utérin. De cette manière, on ne ressemblera pas à ces médecins exclusifs dans leurs systèmes, qui font toujours la même médecine, qui poursuivent tous les maux la lancette à la main, ou qui purgent tous leurs malades, qui ne voient partout qu'inflammation ou faiblesse, et qui ne considèrent jamais philosophiquement les circonstances des saisons, des âges et des tempéramens, ni les influences des habitudes sociales. S'il y avait du vrai dans ces méthodes, il ne faudrait pas même trois mois pour faire un médecin, comme on l'a avancé ; en quinze jours on saurait tout : il n'en fallut pas davantage au maître de Gil-Blas pour l'endoctriner.

Traitement de la leucorrhée chronique simple.

Le traitement de cette deuxième variété offre des considérations bien différentes de celles qui viennent de nous occuper ; l'on doit voir, dans ce traitement, moins une indication temporaire, qu'une médication générale long-tems continuée, qui, pour tarir la source des fleurs blanches, doit être également appliquée aux divers tempéramens, et a besoin de modifier l'économie tout entière, lorsque cette affection est le triste héritage d'une constitution faible, et qu'elle n'a point parcouru les périodes propres aux maladies aiguës ; on conçoit sans peine qu'un traitement antiphlogistique ne ferait que prolonger l'écoulement et augmenterait le relâchement de la fibre qui lui donne lieu. Il faut donc employer d'autres médications que nous allons examiner successivement.

1° MOYENS HYGIENIQUES.

La femme, douée d'une constitution plus délicate et plus mobile que celle de l'homme, sujette, par l'irritabilité de son système nerveux, et par la mollesse des tissus de sa peau, à des impressions qui nous effleurent à peine, devrait observer plus attentivement les règles de l'hygiène, et cependant sa manière de vivre, dans nos grandes villes surtout, est très-bizarre ; elle se soumet avec plaisir aux tyrannies de la mode, elle brave ces intempéries qui nous épouvantent ; elle se présente, armée à la légère, contre un ennemi que nous n'osons défier que sous une triple cuirasse; elle n'oppose que des tissus légers à la rigueur des saisons , tandis qu'avec nos vastes poumons et nos formes athlétiques , nous n'osons faire un pas que revêtus de flanelle et enveloppés dans six aunes de draps; elle n'obéit qu'à ses goûts sans songer aux accidens qu'elle court , aussi je veux bien lui épargner ici la triste énumération des maux qui viennent l'affliger.

L'avantage qu'ont la plupart des femmes de la campagne d'être exemptes des maladies qui nous occupent , démontre la nécessité de soumettre celles qui vivent dans les grandes cités à un régime qui sera d'autant plus utile que l'organisation affaiblie par la misère , ou dépravée par les habitudes du grand monde , se trouvera moins capable de réaction.

Si les quartiers humides des villes populeuses où les rayons du soleil n'arrivent jamais, si le mauvais air et les mauvais alimens donnent naissance à la leucorrhée , par un contraste qui n'est pas rare dans le tableau des misères humaines , cette maladie assiége souvent les riches demeures de l'opulence , où de jeunes personnes, aux-

quelles le sort semblait n'avoir rien refusé, perverties de bonne heure par une
éducation efféminée, et par une vie molle
et inactive, voient leur brillante jeunesse
flétrie de bonne heure, et leur développement arrêté par l'influence fâcheuse
que cette désagréable infirmité exerce sur
l'économie.

Comme on ne peut en douter, si la
leucorrhée annonce une détérioration manifeste dans la constitution des femmes
qui en sont atteintes, quoi de plus important que de fortifier leur organisation,
surtout lorsqu'il y a des dispositions héréditaires ? Pour arriver à ces résultats, il
faut prescrire un régime qui s'étende au
physique et au moral ; il convient d'abord
de soustraire les jeunes femmes aux influences de toutes les causes affaiblissantes ; elles doivent renoncer aux promenades du soir, surtout dans des lieux
humides ; on doit les placer dans des habitations saines et bien exposées, pour
que l'air qu'elles respirent soit pur, sec
et dépourvu de toute espèce d'émanation
hétérogène. Personne n'ignore ces vérités,
et cependant que l'on entre dans la
chambre d'une jeune femme, à laquelle

un père ou un époux dans l'opulence prodiguent tous leurs soins avec tendresse ! Là un lit enfoncé dans une alcove, entourée de vastes rideaux, renferme un air étouffant ; ici des fleurs répandent à la vérité des arômes suaves, mais funestes ; enfin, des fenêtres continuellement fermées défendent le libre accès à l'air et à l'action bienfaisante du soleil. C'est dans cet asile de l'indolence, qu'étalée mollement au milieu des cercles nombreux ou occupée à des lectures frivoles pendant de longues soirées, la jeune femme respire l'air vicié des bougies ou du gaz hydrogène.

La prescription des alimens doit toujours être appropriée aux remèdes : elle varie suivant la constitution, le degré de la maladie et l'état de susceptibité de l'estomac. Il y a presque autant de régimes à prescrire que de malades à gouverner ; tel aliment, quoique très-utile, doit être proscrit si l'estomac le repousse. Une femme robuste qui digère bien peut prendre toute espèce d'alimens sains et nutritifs, mais avec sobriété ; une femme, au contraire, délicate et faible, doit suivre un régime fortifiant ; du bon vin d'Espagne à tous ses repas, les meilleures viandes et les plus substantielles, blan- ches ou noires, il n'importe, pourvu que l'estomac se les approprie : c'est la nutrition qui importe, et non pas la qua- lité de ce qui sert à la nutrition. Tout cela, j'en conviens, s'écarte de l'usage ; mais la première loi, c'est le succès, comme l'expérience est le premier guide. Les femmes délicates ont besoin des plus grands ménagemens ; elles doivent éviter soigneusement tous les mets indigestes, la pâtisserie, les crudités, les ragoûts épicés et salés qui produisent toujours des irri- tations gastriques et ne fournissent que très-peu de sucs nutritifs. On ne saurait trop répéter aux femmes que ce n'est pas ce qu'elles mangent seulement qui entre- tient la santé, mais ce qu'elles digèrent bien, et que les combinaisons toujours nouvelles des alimens que l'on introduit chaque jour dans l'appareil digestif, de- viennent les élémens, la source première des maladies chez les tempéramens les mieux constitués dans l'origine ; l'art du cuisinier rend souvent mal sains des mets qui ne le sont pas de leur nature et pris séparément.

En conséquence, la femme leucorrhoïque doit apporter beaucoup de soins dans le choix de ses alimens, et ne manger que ceux qu'elle peut digérer sans peine. Les viandes noires rôties ou grillées, le jeune gibier, les poissons de mer, les consommés, enfin tous les alimens succulens conviennent à celles dont la fibre est molle et le pouls lent. Les viandes blanches et une nôurriture plus légère conviennent en général davantage aux personnes irritables, je dis en général, parce que la mobile constitution de la femme l'expose à des anomalies inconcevables des fonctions organiques, dont les caprices se multiplient à l'infini, malgré les efforts d'un médecin, qui ne leur opposerait que des prescriptions générales et des lois sans exceptions. Il ne faut donc jamais rien prescrire sans avoir étudié les idiosyncrasies, et sans avoir bien interrogé le mode de sensibilité de l'estomac propre à chaque individu. Il faut défendre les alimens trop aqueux et les fruits acides, le laitage et surtout le café au lait à toutes les femmes qui ont l'estomac faible. La boisson ordinaire, pendant les repas, doit être de l'eau clarifiée, mêlée avec un quart de bon vin vieux non falsifié. Le vin, pris à dose modérée, favorise la digestion, soutient les forces, et prévient toutes les anomalies nerveuses qui prennent leur source dans une mauvaise chilification.

Malgré l'usage d'un régime réglé et substantiel, il faut observer que l'empire trop exclusif de la sensibilité sur les organes du mouvement, multiplie des accidens que l'on prévient par une vie active. En conséquence, un exercice habituel a, sur toute l'organisation, des effets salutaires et bien marqués. Il fortifie les muscles, augmente les mouvemens organiques, accroît la nutrition, et, en affermissant la santé de la femme, favorise la suppression de l'écoulement. Une vie inactive, au contraire, affaiblit les mouvemens, rend la nutrition incomplète, diminue la masse solide de tous les organes, et produit cet état lymphatique qui dispose les femmes aux maladies que nous cherchons à combattre. Pour que l'exercice produise une salutaire influence, il faut qu'il soit pris en plein air et qu'il soit proportionné à la force des organes et à leur mode d'action ; il doit s'étendre également aux facultés intellectuelles , en observant toujours de justes proportions ; poussé trop loin , il épuise les forces. Les femmes doivent donc éviter tout sujet d'étude qui nécessite de profondes et sérieuses méditations; on ne doit leur permettre que des lectures d'agrément, capables de produire des sensations agréables.

L'exercice amène la nécessité du repos; l'un et l'autre doivent se succéder à des intervalles réguliers et d'une manière convenable. Les alternatives de veille et de sommeil doivent être dans de justes limites. Un sommeil paisible et régulier est d'une nécessité absolue , et les femmes leucorrhoïques doivent regarder ces veilles immodérées , que des habitudes vicieuses leur font consacrer à la vanité et aux plaisirs, aussi contraires à leur état qu'un sommeil trop prolongé qui aurait tous les inconvéniens du défaut d'exercice. Il faut surtout éviter les lits de plume , cet édredon du nord, dans lequel la grandeur aime à s'ensevelir , et dont la chaleur, loin d'être salutaire, énerve le corps et dipose aux pertes.

Les vêtemens des femmes leucorrhoïques doivent être analogues à la saison et suffisans pour les préserver du froid et de l'humidité, auxquels elles sont très-sensibles. Il est très-important de leur faire porter la laine sur la peau : j'obtiens de très-grands avantages en faisant porter des chemises de flanelle pendant tout le traitement, époque à laquelle elles doivent se garantir davantage des vicissitudes atmosphériques, et surtout elles ne doivent pas diminuer le nombre de leurs vêtemens, ni exposer à l'air des parties habituellement couvertes, comme les épaules et le sein, ce dernier, surtout, qui est lié à la matrice par d'étroites sympathies.

Ces précautions sont d'autant plus indispensables que les habitudes de la richesse et l'éducation de la première jeunesse ont rendu l'organisation plus délicate, et ce ne serait pas impunément que les femmes qui sont dans ce cas céderaient alors aux caprices grotesques de la mode : plusieurs fois j'ai été consulté par des dames atteintes de fleurs blanches anciennes et rebelles, qui n'étaient dues qu'à cette funeste habitude de nos Parisiennes d'avoir toujours le sein et les bras nus.

Les sécrétions qui se font par la peau doivent fixer l'attention du médecin d'une manière particulière dans le traitement des fleurs blanches ; si des sueurs abondantes peuvent produire une faiblesse générale, leur suppression peut donner lieu à une foule de maladies plus ou moins graves ; il faut donc trouver un juste milieu et entretenir une douce transpiration chez les femmes leucorrhoïques, qui ont habituellement la peau sèche, ce qui explique très-bien les rapports qui existent entre cette dernière et les membranes muqueuses. On peut retirer un très-grand avantage de l'habitude des frictions et des bains, comme nous le dirons plus tard ; cependant quelques auteurs les ont scrupuleusement défendus, d'autres les ont prescrits dans tous les cas : pour ne pas tomber dans l'un ou l'autre excès, il faut consulter le tempérament de chaque femme avant de les prescrire ou de les rejeter. Les cosmétiques sont nuisibles dans tous les tems ; or, les femmes affectées de fleurs blanches doivent nécessairement renoncer à leur usage, et se préparer ainsi à sacrifier les avantages d'une froide coquetterie, aux soins plus importans de leur santé ; elles peuvent user avec avantage des bains, des frictions, ainsi que de tous les moyens qui contribuent à augmenter l'action de la peau.

Comme je ne veux rien laisser ignorer aux femmes de tout ce qui peut contribuer à leur santé, je leur apprends encore que les émotions vives, les passions et tous les sentimens qui peuvent les affecter d'une manière désagréable, leur sont contraires. Je n'hésite donc pas de donner pour conseil à celles qui désirent s'environner de toutes les circonstances les plus favorables à leur guérison, de renoncer pendant quelque tems au séjour des grandes villes et de se transporter loin de tous les lieux où l'air et les mœurs ne sont point assez purs, parce que les soins du traitement ne peuvent point se concilier avec tous les goûts frivoles de la société. Je les engage à choisir un asile champêtre sans être solitaire, à se fixer dans un endroit élevé et bien ouvert, sur un sol pierreux et sous un climat dont la température soit douce et peu variable ; c'est là qu'elles trouveront, avec le calme qui leur est si nécessaire, une atmosphère et des mœurs pures, des promenades salutaires, une nourriture plus uniforme et une foule d'autres avantages que l'opulence ne saurait se procurer au sein des grandes cités.

2° MOYENS THÉRAPEUTIQUES.

Ils sont de plusieurs espèces, et leur emploi varie suivant le tempérament de la femme et le degré plus ou moins avancé de la maladie ; ils ne doivent pas être énergiques, parce qu'ils pourraient offenser une constitution irritable et surtout mobile à l'excès : il faut ici invoquer le tems et dire que les remèdes par excellence sont ceux qui agissent le plus lentement et d'une manière presque insensible, ceux qui minent sourdement le mal et qui rétablissent l'équilibre sans qu'on s'en aperçoive.

Le premier des moyens que je conseille est une boisson tonique, composée ainsi qu'il suit : feuilles d'oranger et de menthe, de chaque une pincée ; écorces de quinquina rouge, trois dragmes ; cannelle, une dragme ; rhubarbe concassée, deux dragmes ; faites bouillir dans deux pintes d'eau, passez et ajoutez à chaque pinte six gouttes d'essence de térébenthine. Cette boisson convient à tous les tempéramens délicats ; les malades doivent en prendre une petite tasse de demi-heure en demi-heure. Celles qui éprouvent des tiraillemens d'estomac et qui ne peuvent rien digérer, y ajouteront de plus la préparation suivante : Elixir de Stougton, deux onces ; élixir de Minzicht, deux dragmes ; teinture de baies de genièvre, une dragme ; mêlez. La dose est d'une cuillerée à café, trois fois par jour, dans une tasse de la boisson tonique.

Indépendamment de cette boisson, les femmes prendront trois ou quatre fois par jour deux cuillerées à bouche de mon sirop anti-leucorrhoïque, dont voici la formule. Prenez sommités d'absinthe, sauge, de chaque trois onces ; noix muscades concassées, demi-once ; salsepareille, une livre ; bois de gayac, squine, sassafras, de chaque trois onces ; quinquina rouge, six onces ; cannelle, trois onces ; rhubarbe choisie, huit onces ; séné mondé, six onces ; crême de tartre soluble, trois onces ; nitrate de potasse, trois dragmes. Faites infuser le tout dans huit bouteilles de vin d'Espagne pendant quatre jours ; passez et exprimez : faites bouillir ensuite ces mêmes substances dans dix bouteilles d'eau pendant deux heures, passez de nouveau, ajoutez ce liquide au premier, et, de ce mélange, faites selon l'art un sirop bien cuit.

Il est inutile d'avertir que la composition de ces médicamens ne saurait être abandonnée aux malades eux-mêmes ; ils doivent, au contraire, s'adresser à des pharmaciens instruits et surtout à ceux qui, depuis long-tems, ont l'habitude de les préparer.

Lorsque le dérangement de l'estomac est extrême, et que la nutrition ne se fait plus, je prescris des quarts de lavemens avec du lait, ou bien avec du fort bouillon de bœuf, auquel je fais ajouter demi-gros de laudanum de Rousseau, et quelques gouttes d'alkali volatil. Je prescris encore des bouillons et des bains que je rends médicamenteux, et que j'approprie à l'âge et aux formes du tempérament, avec toutes les modifications que les circonstances seules peuvent régler ; je les rends plus ou moins actifs, selon que la constitution est plus ou moins détériorée par l'ancienneté de la maladie ; de cette manière l'agent curatif se rencontre partout, mais sans domination ni sans action décisive ; je le reproduis sous différentes formes, et je remplis en même tems plusieurs indications; j'attaque le mal à sa source, et je le détruis jusqu'à ses plus profondes racines, sans que le tempérament le plus délicat ressente la plus légère incommodité.

Je compose ordinairement mes bouillons avéc les substances suivantes : maigre de bœuf, poulet, poumon et jarret de jeune veau dépouillé de ses graisses, le tout coupé menu; j'ajoute les sucs de cresson, de chicorée, de laitue, de carottes, etc., pour les tempéramens ordinaires; la cannelle, la noix muscade, le *cassia lignea*, pour les constitutions faibles; les crucifères pour les scorbutiques, etc., le tout cuit au bain Marie dans la boule d'étain. La composition de ces bouillons peut se varier à l'infini; l'essentiel est de faire toujours dominer le goût que l'estomac du malade adopte de préférence; mais ce qu'ils ont de plus précieux, c'est de pouvoir les rendre propres à chaque complication et à chaque degré du mal, comme nous le verrons plus tard.

Les bains doivent être saturés de substances aromatiques, la lavande, la sauge, la centaurée, etc. Les lavemens sont d'un bon effet, pourvu qu'on leur imprime également le caractère médicamenteux approprié aux formes du mal. Lorsqu'il y a des symptômes nerveux, j'associe les antispasmodiques aux toniques.

Il n'est pas impossible que l'écoulement des fleurs blanches continue encore après la guérison que l'on obtient par la combinaison des divers moyens hygiéniques et thérapeutiques dont je viens de parler ; quelquefois l'effet survit à la cause, le mal a disparu, et, ce qu'il y a de plus incommode et de plus dégoûtant dure encore ; cet inconvénient se fait remarquer surtout chez les femmes lymphatiques, dont la fibre molle et relâchée manque de ressort pour l'entier rétablissement des organes infectés.

J'ai toujours combattu avec avantage ce dernier symptôme chez les tempéramens faibles et relâchés par les moyens que je vais indiquer.

Prenez diascordium, deux dragmes ; extrait de rhubarbe, deux dragmes ; baume de tolu ou du Pérou, une dragme ; gomme ammoniaque dépurée, cachou préparé, de chaque, deux dragmes ; térébenthine

9

cuite, une once. Faites, selon l'art, des pilules de quatre grains à prendre trois fois par jour, en buvant par dessus une tasse de ma boisson tonique, additionnée. Je fais pratiquer aussi, sur toute l'étendue de la peau, des frictions avec une brosse imprégnée de la vapeur que dégagent l'encens, la myrrhe et l'aloës mis sur des charbons ardens.

Lorsque le relâchement est extrême et l'écoulement trop abondant, je fais pratiquer des embrocations à la région lombaire et à la partie interne des cuisses, avec une pommade composée avec parties égales de galbanum, de gomme ammoniaque dépurée, de camphre et d'opium brut, le tout réduit en poudre impalpable et mêlé avec suffisante quantité de baume de muscade et de véritable huile de baies de laurier du midi.

Si l'écoulement résiste encore à ce nouveau moyen, la préparation suivante achèvera de rendre les organes à leur état naturel.

Faites infuser, dans deux pintes de vin rouge, une once de quinquina, une once de balauste, demi-once d'écorces de grenades, une once de sumac, et demi-once de sang dragon; il faut appliquer des compresses imbibées de ce liquide, sur la région de la matrice et faire des injections dans le vagin plusieurs fois dans la journée. On facilite l'action de tous ces moyens que je viens d'indiquer par des alimens substantiels, des consommés, du vin vieux, par le bon air, l'exercice et les demi-lavemens avec une légère décoction de quinquina ; il faut bannir surtout les boissons débilitantes. Le succès de ce traitement n'est pas long-tems douteux quand il est bien suivi ; tous les symptômes diminuent visiblement, les malades sentent l'harmonie des fonctions se rétablir, et, lorsque l'espoir de guérison renaît enfin, voici ce qui doit l'affermir : ma boisson tonique, avec addition de dix à douze gouttes d'essence de térébenthine ; joignez-y les pilules suivantes et vous aurez le complément du système curatif des leucorrhées simples : extrait de rhubarbe et de quinquina, de chaque, deux dragmes ; térébenthine cuite et savon médical, de chaque, demi-once ; nitrate de potasse, baume de copahu, de chaque, trois dragmes ; faites des pilules de quatre grains, on en prend trois ou quatre avant chaque repas.

Traitement de la leucorrhée compliquée.

S'il n'y avait que des maladies simples, il serait très-facile de les guérir ; on n'aurait qu'à chercher dans les trois règnes de la nature l'agent le plus propre à détruire le virus délétère ; cet agent trouvé, tout serait dit. Mais comme il règne une malheureuse affinité entre les maladies ; comme notre complexion, nos goûts et nos habitudes, entretiennent sans cesse quelque désordre ; comme un miasme dangereux, à peine introduit dans l'économie, attire à lui tous les germes funestes, les maladies ne sont simples que par abstraction dans nos cadres nosologiques ; pour la pratique, elles sont toutes mixtes et plus ou moins compliquées.

Plus une maladie est enracinée, plus elle a perdu de sa simplicité primitive, par où l'on peut juger que les moins simples sont les plus anciennes, et c'est dans ce cas surtout que se montrent les grands bienfaits du tems. A l'aide de ce puissant auxiliaire, nous pénétrons dans les replis où le mal s'enveloppe, et nous l'en délogeons progressivement. S'il y a de la faiblesse à pallier les maux , il y a de la témérité souvent à les attaquer de front. Ainsi , dans la leucorrhée siphilitique, scrophuleuse , scorbutique , dartreuse , etc. , n'adoptons exclusivement ni les remèdes héroïques , ni les médicamens inertes : il faut également se défier de l'énergie des uns et de l'impuissance des autres.

N'oublions jamais que nous trouvons toujours sous la main des moyens curatifs appropriés à la maladie sous quelque complication qu'elle se présente, qu'ils doivent être la base du traitement partout où il y a un vice à corrriger , et qu'il est souvent nécessaire de les adoucir et de leur donner des associés et des correctifs nécessaires qui les empêchent d'affecter d'autres formes que celles qu'on veut leur imprimer. Voici, en pareil cas, ma méthode modifiée suivant les complications diverses.

Lorsque la maladie est récente, lorsque la femme est douée d'un tempérament sanguin et surabondant en vitalité, mon premier soin est de détruire l'inflammation par la diète, les boissons délayantes, les saignées, les sangsues, les bouillons légers, les bains, les fomentations, etc. Mais les anti-phlogistiques doivent être modérés aussitôt que l'inflammation est domptée. Il faut ménager les ressources d'un corps vigoureux; pour réparer le premier mal, il ne faut pas le rendre incapable d'en supporter un second; en le délivrant d'un ennemi, il ne faut pas l'exposer sans défense à un autre encore plus redoutable. Telle n'est pas toujours l'opinion des oracles du jour; à voir nos modernes *Sangrado* saigner tout à leur aise pour l'inflammation comme pour l'atonie, l'on dirait que la nature est à leurs ordres pour réparer tous leurs ravages. Ils mettent leur gloire à savoir tout oser; il est vrai que le poète a dit : *Audaces fortuna juvat;* mais il est aussi des exceptions pour les adages. Cependant il n'est pas d'abus impunis, et, pour si grande qu'elle soit, chaque force a ses limites; je sais bien que les évacuations sanguines trop abondantes sont moins nuisibles aux tempéramens forts qu'aux tempéramens faibles; mais un mal, pour être moins dangereux qu'un autre, n'en est pas moins un mal.

Lorsque l'inflammation est calmée, il faut adresser les moyens curatifs à la nature de la complication que l'on a à combattre. Ma méthode, dans ces cas, n'est pas aussi compliquée qu'elle semble devoir l'être. Dans la complication siphilitique, par exemple, j'introduis dans la boisson tonique un dixième de grain de muriate suroxygéné, par pinte. Si les forces sont épuisées, je prescris un régime succulent et les bouillons médicamenteux, dans lesquels je fais entrer la même dose de muriate. J'ajoute, au sirop anti-leucorrhoïque, quatre ou cinq grains de sublimé par bouteille, je prescris des bains, dans lesquels je fais dissoudre quinze grains de ce minéral ou d'autres substances plus appropriées aux forces des malades, au lieu de les envoyer chercher à grand frais la guérison aux eaux de Plombières ou d'Aix-la-Chapelle; et, certes, quelles eaux minérales peuvent être comparées à des bains appropriés avec une précision mathématique à l'état des forces et à la nature de la maladie?

Lorsque le virus siphilitique est ancien, lorsqu'il a envahi tous les organes, lorsque les humeurs et les os en sont saturés, il faut alors changer le sang et régénérer, en un mot, l'économie tout entière. Dans ce cas, mon sirop ne doit contenir que trois ou quatre grains de

muriate par bouteille pour les sujets char-
nus et replets, beaucoup moins pour les
constitutions maigres et irritables; chez
ces derniers, il faut insister davantage sur
les bouillons, les boissons et les bains;
mais pour les uns et pour les autres, il
faut toujours imiter la nature, qui n'im-
provise rien; comme elle amène la destruction graduellement, il faut amener la
guérison par des progrès insensibles. Il
faut avancer avec précaution, combiner
les bouillons et les bains, les boissons et
les sirops avec de légères additions de
muriate : il ne faut être ni trop prodigue,
ni trop avare, ne donner rien au hasard,
n'administrer aucun remède qui ne soit
basé sur la nature du tempérament et le
degré de la maladie; surtout que le régime
serve de principal auxiliaire : il faut tirer
des alimens un des principaux moyens
de guérison; tout serait donné à pure
perte sans cette précaution de rigueur. Je
prescris donc un régime nourrissant à la
fois et médicamenteux; je fais passer les
remèdes de la pharmacie dans l'office et
dans la cuisine, j'incorpore dans les alimens et dans les boissons de très-petites
doses de muriate; par ce moyen, je rends

salutaire et innocent un remède qui devient un poison violent, lorsqu'il est administré sans réserve. Il arrive quelquefois que l'estomac fatigué repousse telle ou telle substance : l'on connaît tous les caprices de cet organe; insistez alors sur les amers, sur les bains, les sirops et sur les alimens qui sont bien digérés; administrez des lavemens appropriés à la complexion; il faut que la nutrition s'opère, qu'il y ait réparation, que les forces digestives se remontent avant tout; dire précisément par quels moyens, on ne le peut dans un livre; il y en a cent, il y en a mille de généraux, et pourtant il n'en est qu'un approprié à tel tempérament ou à telle situation.

Si de telles cures sont rares, si la nature est souvent impuissante, il en faut accuser la négligence du médecin et surtout l'impatience des malades qu'une trop longue rigueur importune; mais ici comme en bien d'autres choses, l'espérance est une enchanteresse qui couvre de fleurs un abîme !......

Dans la complication scrophuleuse, les moyens curatifs ne sont pas les mêmes; mais les principes généraux de ma mé-

thode sont toujours invariables ; c'est toujours le tems que j'invoque à mon aide,
surtout lorsque la diathèse scrophuleuse
est générale, lorsque les viscères sont déjà
affectés, et lorsque l'hydropisie est sur le
point d'éclater. Ici le régime doit être
fortifiant, et tout le traitement doit prendre un caractère anti-scrophuleux. Je
prescris ma boisson tonique avec addition de trois cuillerées à bouche d'eau seconde de chaux par pinte. J'applique sur
les parties engorgées des compresses imbibées de la préparation suivante : gomme
ammoniaque dépurée, deux onces dis-
soutes dans deux pintes de fort vinaigre
et une pinte d'eau seconde de chaux. J'ad-
ministre à l'intérieur le sirop anti-scrophuleux du docteur Lanthois, dont voici
la formule (1) : Dans une pinte d'eau
seconde de chaux clarifiée, faites infuser une demi-once de thé ; mettez en

---

(1) Je saisis cette occasion pour rendre homm-
mage aux talens d'un grand praticien que des
confrères jaloux ont voulu opprimer par des
calomnies obscures, auxquelles il va répondre
d'une manière glorieuse, en publiant deux ouvrages de la plus haute importance.

sirop par les procédés ordinaires, en ajoutant pour chaque pinte deux ou trois grains de tartrite de potasse antimoiné ; la dose est de quatre cuillerées à bouche par jour, avec la boisson tonique dont je viens de parler. J'ajoute à la composition de mes bouillons les amers et un dixième de grain de soufre doré d'antimoine.

Si, pour la complication siphilitique, le muriate suroxygéné de mercure forme la base du traitement, et l'eau seconde de chaux, celle de la complication scrophuleuse, les plantes crucifères, sanctionnées par l'expérience, forment celle de la complication scorbutique.

Comme le scorbut tend éminemment à la dissolution des liquides et des solides, il faut prodiguer les substances alimentaires les plus nutritives et les bouillons faits au bain Marie comme nous l'avons dit, auxquels on ajoute les anti-scorbutiques du meilleur choix.

J'ai obtenu de très-bons effets de la préparation suivante :

Prenez cresson, laitue, saponaire, chicorée sauvage, fumeterre, trèfle d'eau, quantité suffisante pour extraire trois bouteilles de jus de ces plantes pilées, ajoutez ensuite deux bouteilles de vin de Madère sec, clarifiez, et faites selon l'art un sirop bien cuit. Les tempéramens faibles et délicats prendront ce sirop dans un véhicule approprié à leur constitution ; ma boisson tonique est celui qui convient le mieux ; comme la fibre est éminemment lâche et tous les tissus expansifs, l'objet principal du traitement doit être de raffermir et de conserver toute l'énergie du malade. Les divers moyens que je viens d'indiquer remplissent parfaitement ces indications.

Dans les complications dartreuse, rhumatismale, etc., comme dans toutes les autres, il faut encore procéder avec ordre, ne rien précipiter et ne jamais oublier que le tems qui détruit tout, mais qui répare tout, est le plus puissant auxiliaire. Les fondans, les dépuratifs, les amers et les purgatifs, long-tems continués, forment la base du traitement qui doit être modifié ainsi que le régime suivant, l'état des forces de l'estomac et la nature de la maladie. Si les dartres ont abandonné la peau pour se porter sur la membrane muqueuse vaginale, il faut appliquer un vésicatoire sur l'endroit primitivement affecté, et placer dans le vagin de petits linges, sur lesquels on étend une pommade dont voici la formule :

Cérat de Galien, deux onces ; fleur de soufre, demi-dragme ; calomélas en poudre, une dragme ; gomme ammoniaque dépurée, demi-dragme ; huile animale de Dipel, une dragme. Mêlez.

Il est essentiel, dans la complication rhumatismale, d'insister sur les bains fortifians et sur les frictions pratiquées, comme nous l'avons déjà dit, avec une brosse fine ; il est aussi très-important ; pour faciliter les sécrétions cutanées, que la malade porte des chemises de flanelle ; des bains locaux, des lavemens, pourront remplacer les bains généraux trop souvent répétés, si ces derniers surtout fatiguent les malades.

Il n'est pas rare de voir plusieurs des vices que nous venons d'indiquer exister ensemble dans l'économie. Par exemple, la leucorrhée peut être compliquée par la siphilis et par une constitution scrophuleuse ou scorbutique, etc. Dans ces cas, tout le traitement doit prendre un double caractère, une tendance anti-siphilitique et anti-scrophuleuse, ou anti-scorbutique tout ensemble, de manière cependant que les anti-siphilitiques n'occupent que la seconde place, parce que la maladie vénérienne n'est qu'accessoire, et qu'elle tire toutes ses forces des autres vices qui sont constitutionnels.

Le traitement doit être plutôt fortifiant qu'affaiblissant, et surtout s'il y a relâchement dans tous les systèmes, il doit fournir des sucs à la nutrition. Pour de pareilles constitutions, il faut que la progression des anti-siphilitiques soit ménagée pour les doses, il faut qu'ils se neutralisent dans l'estomac, et que, par l'usage des bouillons et des sirops anti-scrophuleux ou anti-scorbutique, l'on cherche à soumettre et à régénérer l'organisation sans violence; alors il faut augmenter la dose du muriate avec mesure, et ne jamais sacrifier le principal à l'accessoire. Enfin, l'on ne saurait tout dire et tout écrire; chaque constitution individuelle a ses circonstances, et ses phénomènes, qui doivent faire suspendre ou précipiter les effets des médicamens, selon que la nature les recueille ou les repousse, augmenter ou diminuer les doses, selon que leur action est lente ou rapide;

il faut exciter ou ralentir , d'après une foule de besoins qu'il n'est donné à personne de déterminer d'avance avec une rigoureuse précision , parce que tous ces tempéramens divers se combinent les uns les autres , et s'empruntent des analogies que l'art doit poursuivre et modifier avec des combinaisons réciproques, comme leurs différences ; l'essentiel est de savoir se rendre maître des agens curatifs. Tout est perdu si l'action des remèdes paralyse les mouvemens organiques , où si l'action des puissances internes détruit celle des remèdes. Voilà toute la science du médecin , et les brillantes doctrines de plusieurs savans ne valent pas ce précepte.

Traitement de la leucorrhée compliquée par une lésion organique.

Rien n'est plus dangereux qu'une maladie dégénérée ; en perdant ses formes caractéristiques et naturelles , elle rend les moyens de la guérir plus difficiles, si elle ne les ôte pas entièrement , et malheureusement il n'y a pas de mal qui dégénère avec plus de facilité que celui qui fait le sujet de cet ouvrage ; on l'enracine par des palliatifs et par des excès d'intempérance ; on le répercute par l'emploi des astringens, et les résultats de ces prétendues guérisons amènent toujours le dérangement des fonctions intérieures.

Les affections organiques qui compliquent les fleurs blanches peuvent être primitives ou secondaires, et, s'il est quelquefois dangereux de guérir un écoulement leucorrhoïque, c'est surtout lorsqu'il n'est qu'un symptôme de ces mêmes affections. Ici la nature cherche, par un effort critique, à se débarrasser d'un principe funeste à l'économie, que l'on doit favoriser jusqu'à ce que, par des moyens sagement combinés et appropriés aux circonstances, on soit parvenu à détruire les causes qui lui ont donné lieu.

Lorsque la leucorrhée s'offre au praticien sous un pareil point de vue, il ne faut pas un grand effort de raisonnement pour comprendre que les moyens curatifs doivent échouer, s'ils ne sont que des moyens ordinaires, car ce n'est pas une maladie que l'on a à combattre, c'en est plusieurs à la fois, mais combinées, identifiées les unes avec les autres, qui ne suivent jamais une marche uniforme, et qui n'offrent jamais des caractères constans, ce qui me met dans la nécessité de n'indiquer leur traitement que d'une manière générale.

Au milieu de tous les désordres qui peuvent résulter des lésions organiques, lorsqu'une fièvre hectique consume les forces, lorsque toutes les humeurs sont corrompues, que les solides mêmes sont compromis, lorsque le corps tout entier n'est plus qu'un débris de lui-même, où trouver des moyens curatifs ?..... Le principal, suivant moi, c'est la prudence ; c'est une combinaison profonde et rigoureusement observée, d'alimens combinés avec des médicamens. Le médecin n'a pas seulement à ramener la nature dans ses voies, mais à la rétablir tout entière. Ce n'est pas une restauration, mais une régénération qu'il faut qu'il opère ; voilà pourquoi il importe ici, plus que jamais, de rendre les remèdes nutritifs et les alimens médicamenteux ; c'est dans cette vue que le praticien doit diriger son traitement de manière à ce qu'il embrasse toutes les fonctions de l'économie, pour qu'il y ait ensemble dans les moyens réparateurs comme dans les moyens destructeurs, et qu'ils se soutiennent et se balancent les uns par les autres.

Prudence! combien ce mot comprend de choses!..... Combien le médecin doit-il en apporter en pareils cas dans l'administration des agens curatifs! quelles précautions! Si la dose est trop faible, elle ne produit rien contre le mal; si elle est trop forte, elle l'augmente; un remède brusque irrite, surprend en quelque sorte la nature; il détruit les forces de l'estomac, et ruine à jamais la constitution la plus robuste; un remède lent, insensible la fléchit et la modifie : trop long-tems les remèdes n'ont été qu'un échange de maux! Voilà précisément sur quoi nos oracles ne réfléchissent pas assez; ils administrent quelquefois des médicamens héroïques qui enlèvent au corps affaibli ses facultés réactives; à mesure que le remède opère, la maladie augmente, les malades s'en plaignent, on leur répond comme le Sganarelle de Molière : accroissement de douleur, signe de guérison, et la dose est encore augmentée; les malades finissent par mourir des remèdes ou de leurs maux, car il faut qu'ils meurent des uns ou des autres. Or, les traitemens trop brusques sont dangereux ; mais qu'importe le danger? L'ignorance ne le connaît pas, et l'égoïsme n'en tient pas compte. Si les malades résistent pendant un certain tems à des attaques aussi violentes, le mal prend toujours des forces nouvelles, et, anéanties par tant d'épreuves impuissantes, les victimes que plusieurs sacrificateurs se sont tour à tour disputées, cherchent enfin leur salut sous la protection de quelque renommée éclatante, qui leur fait subir un traitement sur nouveau frais ; viennent alors de rechef les diètes rigoureuses et les applications de sangsues par centaines, ou bien les médicamens héroïques et incendiaires, suivant que le docteur appartient à l'ancienne ou à la nouvelle école. Mais tout cela ne s'est pas fait impunément ; le sang s'est appauvri, la constitution s'est détériorée ; un désordre général trouble l'harmonie de toutes les fonctions ; la fièvre hectique survient ; enfin la diarrhée colliquative et le marasme amènent la mort, dernier terme de tant de fausses épreuves.

C'est surtout dans ce cas que les moyens externes, trop négligés de nos jours, opèrent des miracles (1). Les topiques ont de grandes vertus ; l'on voit, l'on apprécie leurs effets ; l'invasion, les progrès, la naturalisation des élémens qu'ils envoient à la masse des humeurs, tout cela se passe en quelque sorte sous nos yeux.

Telle n'est point la médecine qui procède par les potions et les juleps ; il y a toujours dans sa marche quelque chose d'équivoque, quelque chose qui s'allie à merveille avec l'ignorance et la routine. L'on peut tout oser quand la nature renferme dans un labyrinthe ténébreux le remède et les effets, et semble, en cas d'erreur, fournir à celui qui l'a violentée les moyens de la calomnier.

C'est surtout lorsque la fièvre lente existe depuis long-tems que les frictions réussissent le mieux ; je les compose avec les teintures ou les extraits de quinquina, de cannelle, de digitale, de baies de genièvre, d'opium, avec le camphre, le musc, le castoréum, la thériaque, la teinture de cantharides, les baumes de toute

____

(1) Voyez l'observation à la fin de l'ouvrage.

espèce, selon la nature des affections, le tempérament et l'état des forces, car c'est toujours là la base de mes procédés ; plus un organe est affaibli, plus la substance destinée à le réparer doit être énergique, et c'est pour cela que je proportionne toujours les effets aux causes et les remèdes au mal, car il est dans les règles du bon sens de proportionner l'attaque à la vigueur de l'ennemi que l'on a à combattre.

Dans les tempéramens mous à fibre relâchée, employez l'antimoine cru, les absorbans ; n'oubliez pas surtout les frictions sèches, l'usage de la brosse anglaise, le liniment tonique, la ciguë et la rue fraîches, mêlées avec l'huile animale de Dipel, appliquées sur la région de la matrice, pour rendre à cet organe l'action qu'il a perdue ; appliquez sur la même région des éponges imbibées d'eau végéto-minérale vinaigrée, faites des fumigations à la vulve avec le mastic, le succin et le cinabre, administrez des bains fortifians. J'ose affirmer ici que les maladies de matrice ne seraient pas si redoutables et si fréquentes, si les dames avaient le soin de mêler à leurs bains habituels des substances appropriées à ces affections ; on sait quel usage les anciens faisaient des bains et des frictions, et non-seulement les anciens, mais encore les peuples du moyen âge : je dis les bains et les frictions, car ces deux choses sont inséparables ; ce n'est point pour les bains que les frictions furent inventées chez les peuples de l'antiquité ; ils n'étaient qu'une préparation et le véritable moyen curatif était celui qui agitait la peau assouplie pour déplacer les écailles épidermoïques et glisser des élémens salutaires dans la circulation par ces milliers de pores ouverts à tous les agens extérieurs.

J'ai déjà dit que les alimens étaient un des puissans véhicules des remèdes, non qu'ils puissent être comparés au phénomène de l'absorption ; mais s'ils ne sont pas principal agent, ils sont un bon auxiliaire, et c'est dans cette vue que je rends médicamenteuses les boissons de tous les repas.

Que la nature des alimens et des boissons influe sur nos affections, sur nos mœurs, sur nos passions, et par conséquent sur les lois qui nous sont propres, c'est une vérité que je ne prendrai pas

même la peine de prouver ; personne n'o-
sera penser que le breuvage sanglant du
Tartare laisse dans ses veines les mêmes
principes que le breuvage huileux et bouil-
lant dépose dans celles de l'Islandais ; l'habitant de la ligne et l'habitant du pôle
diffèrent tellement, qu'on serait tenté de
les prendre pour deux espèces plutôt que
pour deux races d'hommes. Les causes de
ces variétés sont sans doute les influences
du sol et du climat, c'est-à-dire la diversité des alimens, résultat nécessaire de
ces mêmes influences. Et nous-mêmes ne
sentons-nous point tous les jours ce qu'apporte de modifications à notre existence
le changement de mets ou de boissons?
Ne savons-nous pas que plus d'un vers
heureux naquit des inspirations de l'alcool
et du moka, et que c'est aux boissons
émulsionnées et au froid nénuphar que bien
des vertus ont dû leur célébrité!.....

L'habitude, a-t-on dit, est une seconde
nature ; j'ose dire plutôt que c'est la nature elle-même. En effet, la nature procède par de lentes assimilations ; c'est par
degrés qu'elle introduit dans le sang les
élémens d'où il tire, à la longue, des
qualités spéciales ; et le sang, c'est le tem-

pérament, en un mot, c'est la vie. Il est donc facile de s'apercevoir que, puisque le régime diététique nuit ou profite au développement des organes, il y faut chercher plus qu'ailleurs des remèdes contre nos maux ; puisqu'il nous forme, il peut nous transformer ; puisqu'il altère les substances dont se compose notre corps, il peut les épurer. Alors les traitemens qui conviennent à chaque dégénération particulière doivent être modifiés pourchacune ; le choix des médicamens qui peuvent leur être appliqués se trouve partout ; il faut seulement le régler et le mettre en harmonie avec la cause constituante du mal par un régime médicamenteux et alimentaire de tous les repas, par des préparations les moins difficiles à mettre en usage. Le médecin qui a à combattre une lésion quelconque, s'il sait ou s'il veut employer ces deux grands auxiliaires, la nature et le tems, sera pour le malade comme une autre providence ; instruit des fonctions que les alimens remplissent dans l'économie et de leurs assimilations, c'est à eux qu'il demandera un principe réparateur ; il les choisira comme la nature les aurait choisis elle-même, si elle

eût voulu opérer un changement : il im-
primera ainsi une qualité salutaire aux
moindres élémens de la vie ; il fera de la
substance le médicament , *et vice versâ*. Il
ne s'agit que de remonter au principe du
mal , et d'insinuer la guérison au lieu de la
conquérir.

Ce n'est pas que j'ignore combien sont
faibles , dans certains cas , tous les efforts
de l'art contre la toute puissance de la
nature. Il n'est pas en notre pouvoir
d'empêcher la mort : il faudrait être Dieu
pour éterniser un être qui vieillit au milieu des soins prodigués pour le rajeunir ;
malgré nous il meurt à tous les instans en
s'occupant de la vie ; il faut ajouter qu'il y a
dans notre organisation une force propre
qui repousse très-souvent ce que l'expérience semblait indiquer, et que tel remède ou tel aliment , quoique salutaires ,
ne pourront jamais s'accommoder à la sensibilité de l'estomac ; mais, à défaut de la
perfection, ne pouvons-nous, du moins, as-
pirer à l'amélioration ? La vie est un fleuve ;
laissons-le couler, puisque nous ne pouvons en arrêter le cours. Que pourraient
toutes nos digues contre ce torrent ? Iné-
gal dans son passage , mais constant dans

son but, il nous entraîne au milieu de nos combinaisons profondes. Si quelquefois des courans étrangers viennent enfler ses eaux, mettons la nacelle sous quelque abri, j'y consens ; mais n'ayons jamais la prétention de vouloir remonter à force de rames vers sa source, nous perdrions à lutter ainsi contre une pente irrésistible le tems que nous pouvons employer mieux à affranchir le passage de tout ce qui le rend difficile et douloureux, en jouissant de la beauté des rivages et des fleurs qu'on peut y cueillir.

CHAPITRE IV.

*Considérations pratiques sur la chlorose,
ou pâles couleurs.*

——

L'homme, et surtout l'homme civilisé,
ne jouit pas d'une santé aussi constante
que celle des autres animaux ; comme eux,
il n'a pas l'avantage de parcourir d'un pas
égal la carrière de la vie ; il est malade
bien plus souvent et il périt à tout âge,
tandis que les autres espèces arrivent presque sans trouble au terme fixé par la nature. Cette constitution fragile et délicate,
qui nous livre trop souvent à la douleur,
paraît encore plus liée à l'organisation
physique des femmes ; non - seulement
elles sont sujettes à toutes les maladies
qui affligent l'espèce humaine, mais encore les fonctions importantes que leurs
organes reproducteurs sont destinés à remplir les prédisposent à une foule d'autres

affections morbides qui leur sont propres. L'époque la plus orageuse de leur vie est celle qui précède et accompagne le développement de la puberté ; chez l'enfant, les facultés vitales, toutes employées à l'accroissement général, sont réparties surtout dans l'appareil nutritif et dans les systèmes cellulaire et absorbant. Cette direction organique change à l'âge de l'adolescence ; les efforts de la vie se portent sur le système glandulaire et particulièrement sur l'appareil de la génération ; le sang afflue vers l'utérus, augmente son activité et donne lieu à cette secousse organique qui caractérise la puberté ; à cette époque, le corps commence à prendre des formes plus gracieuses, le bassin s'élargit, le sein se développe, le tissu cellulaire sous-cutané se gonfle et donne à toutes les parties extérieures ce voluptueux embonpoint, qui est l'aurore et la compagne de la nubilité. A l'intérieur, les ovaires augmentent de volume ; la matrice, devenue centre de fluxion, exhale périodiquement une quantité plus ou moins grande de sang dont l'apparition varie beaucoup par les circonstances qui la précèdent et qui l'accompagnent ; elle se fait quelquefois

d'une manière soudaine et facile ; d'autres
fois elle n'a lieu qu'après de longues souffrances qui troublent toutes les fonctions
et qui plongent le sexe dans un dédale de
maux inextricables.

En effet, lorsque les forces vitales se
concentrent pour ainsi dire sur les organes sexuels, les autres fonctions du
corps languissent quelquefois ; les digestions deviennent plus difficiles, les besoins se font moins fréquemment sentir ;
toutes les puissances de la vie diminuent
ou se pervertissent. Si la médecine ne
vient pas au secours de ces infortunées,
les menstrues se suppriment si déjà elles
s'étaient établies, et le dérangement des
fonctions organiques donne lieu à la chlorose, dont les tristes effets arrêtent le développement de tous les charmes, et ca-
chent sous un voile de tristesse et de souf-
france l'éclat qui devrait briller à l'aurore
du deuxième âge.

La couleur jaune, verdâtre de la peau,
la pâleur et la bouffissure de la face qui
forment les principaux caractères de la
chlorose, n'étant que des symptômes
communs à beaucoup d'autres affections,
c'est à tort que l'on a cru devoir la con-

sidérer comme une maladie essentielle ; il me semble qu'on ne doit voir dans l'ensemble des phénomènes chlorotiques que les symptômes de quelque altération organique, ou du dérangement de quelque fonction importante, particulièrement de celles de la circulation (1), de la digestion et des sécrétions, qu'il serait beaucoup plus rationnel d'étudier en eux-mêmes ; la suppression même du flux menstruel ne doit être considérée, le plus souvent, que comme symptôme des mêmes lésions qui donnent lieu aux pâles couleurs, par conséquent, l'aménorrhée ne peut pas être regardée comme la cause unique de cette maladie ; d'ailleurs, ce qui le prouve évidemment, c'est que la chlorose peut s'observer, non-seulement chez des femmes bien réglées, mais encore chez des jeunes garçons.

Il est donc très-important d'étudier les causes éloignées qui portent leur action sur des organes différens, plutôt que les

---

(1) Je donne mes soins, depuis quelques jours, à une dame chez laquelle la chlorose dépend exclusivement d'une maladie organique du cœur.

effets de ces mêmes causes, qui ne sont que des symptômes caractéristiques de la maladie.

On attribue généralement la cause prochaine de la chlorose au dérangement ou à la suppression des règles ; cependant, comme on l'a observée chez les femmes bien menstruées , d'autres médecins en ont accusé le dérangement des facultés digestives ; Cabanis l'attribue à l'inertie des organes génitaux ou à l'action irrégulière de ces organes sur ceux de la nutrition et de la sanguification.

Il est vrai que les changemens qui s'opèrent à l'époque de la puberté, prédisposent aux affections chlorotiques ; mais ce n'est pas une raison pour admettre que l'action que l'utérus exerce dans toute l'économie en soit l'unique source. La complexion humorale des femmes les rend frêles et délicates ; la texture de leurs organes, manquant de solidité, les laisse sans résistance contre une multitude d'affections morbides, physiques et morales , dont l'influence est d'autant plus marquée sur leur molle structure, que leur susceptibilité nerveuse , pervertie par le développement trop rapide des passions, est rendue plus impressionnable par les habitudes du luxe et par une vie sédentaire.

Il est malheureux pour la science que nos grands hommes ne veuillent pas se persuader que toutes les idées exclusives entraînent à leur suite des erreurs plus ou moins dangereuses, et que la chlorose, comme toute les maladies, n'est pas toujours produite [de la même manière chez tous les individus; qu'elle dépend tantôt d'une lésion vitale, tantôt d'une affection organique déterminées par des causes aussi nombreuses que variées, à la connaissance desquelles il faut toujours remonter pour établir les bases d'un traitement rationnel et pour obtenir une guérison prompte et facile.

Ces causes sont : une constitution frêle et énervée par l'indolence ou par la misère, l'état d'excitation précoce des facultés morales par des conversations licencieuses et des peintures lubriques, le développement imparfait du corps à la suite de quelque affection chronique de l'enfance, l'inertie des organes génitaux, un tempérament lymphatique, l'abus des alimens acides, indigestes et peu nutritifs, les veilles prolongées qui épuisent la vie,

et surtout les passions tristes et les cha-
grins profonds qui affligent souvent de
jeunes personnes aussi sensibles qu'elles
sont délicates. Cette langueur des forces
vitales peut encore être entretenue par
l'influence des organes génitaux sur l'imagination, qui porte les jeunes personnes
à ces jouissances solitaires et prématurées
qui énervent toutes les facultés et donnent
presque toujours lieu aux fleurs blanches ;
ces émotions vives, en réveillant trop tôt
l'appareil générateur, forcent la sensibilité à des actes dont elle n'est point encore capable, préparent une puberté
orageuse et finissent toujours par amener
la décomposition de tout l'organisme. La
jeune fille qui se conserve intacte et
pure ne voit pas la régularité de ses formes disparaître aussi promptement, et,
bien qu'elle puisse devenir pâle et chlorotique, les grâces de ses traits subsistent
pour l'ordinaire pendant long-tems.

Il faut encore compter pour beaucoup
dans les maladies qui nous occupent l'extrême continence, surtout chez les demoiselles d'un âge plus avancé qui vivent
dans le luxe et l'oisiveté, et qui sont entourées des plaisirs dont elles sont sevrées.

Le célibat trop prolongé les rendant distraites, pensives et mélancoliques, on les voit couler des jours dans la tristesse et l'ennui, semblables à ces plantes étiolées qui croissent à l'ombre, et qui attendent les rayons fécondans du soleil qui doit les animer. Les dérangemens du flux menstruel, les accès d'hystérie, la chlorose, les spasmes nerveux qui les tourmentent dérivent évidemment des circonstances du célibat et des effets d'une douloureuse virginité.

Les femmes atteintes de la chlorose sont languisssantes et mélancoliques ; une tristesse profonde et des idées sinistres les tourmentent ; la couleur de leur peau est tantôt jaune, verdâtre, plombée et terreuse ; les lèvres sont décolorées, les paupières livides et gonflées, surtout à l'instant du réveil ; la vivacité de leurs regards s'éteint, et leurs yeux ne jettent plus qu'un feu sombre ; à mesure que la maladie fait des progrès, l'éclat de leurs joues se flétrit, la respiration devient pénible, le corps semble harassé de lassitude au moindre exercice ; elles éprouvent des palpitations presque continuelles, des maux de tête et des douleurs aux jambes, les pieds se tuméfient ; elles ressentent par moment des frissons vagues, d'autres fois elles sont brûlantes ; une ardeur interne les dévore, des rêves effrayans troublent leur sommeil ; leur caractère devient bizarre, capricieux et insupportable ; elles rient et pleurent sans sujet, leur esprit se crée mille chimères désespérantes ; elles sont folles, elles sont sages d'un moment à l'autre ; tantôt elles éprouvent une faim dévorante, un instant après elles vomissent presque de dégoût ; elles recherchent les alimens acides et les substances les plus extraordinaires, elles mangent avec avidité du charbon, de la terre, des cheveux, de la craie et mille autres matières nuisibles et incapables de fournir des sucs propres à la nutrition.

Si les règles ne prennent pas leur cours naturellement ou par l'effet des moyens que nous conseillerons bientôt, le mal s'aggravant de jour en jour, les femmes éprouvent des horripilations, des secousses convulsives qui sont autant de tentatives que fait la nature pour s'ouvrir des voies salutaires par des crises impétueuses mais fatigantes. Dans cet état, les viscères du bas-ventre s'engorgent; le foie,

la rate se tuméfient et deviennent squir-
reux ; à mesure que le corps se consume
et s'atrophie, l'haleine devient fétide, des
douleurs aiguës se manifestent aux hypo-
condres , l'estomac dépravé ne remplit
plus ses fonctions et la réunion de tant
de maux conduit à l'hydropisie, et par
conséquent à une mort devenue inévi-
table.

Lorsque la puberté se trouve entravée
dans sa marche, il faut donc employer
tous les moyens propres à la rendre plus
facile si l'on veut soustraire les femmes à
tous les maux que nous venons d'énumérer , et qui affectent plus particulièrement celles qui sont douées d'une constitution molle et d'une santé délicate. Favoriser l'accroissement des filles pubères
et l'apparition des menstrues , aider au
développement de leurs forces physiques
et morales , diriger sagement leurs passions ; tel est le but que l'on doit chercher à remplir pour la conservation et le
bonheur d'un sexe dont la vie entière est
une suite de révolutions et de crises trop
souvent funestes.

L'hygiène , cette belle partie de la médecine, qui ne doit jamais être négligée

dans le cours de la vie, est principalement utile aux grandes époques de l'existence de la femme, où des révolutions ne s'opèrent qu'en portant un trouble plus ou moins grand dans l'organisme. Dès l'instant que la menstruation est établie, ses retours périodiques deviennent les conditions indispensables de la santé : sans elle la beauté ne brille que d'un faible éclat, les yeux n'expriment que des affections tristes, et les grâces de l'adolescence, loin de se perfectionner, se flétrissent dans une morne langueur.

Les jeunes filles doivent être, à la première apparition des règles et à toutes les époques menstruelles, l'objet d'une bienveillance et d'une sollicitude capables de les protéger contre toutes les causes physiques et morales d'altération, qui les affectent alors d'une manière beaucoup plus vive, à cause de l'état d'irritabilité que cette crise périodique détermine dans tout l'organisme; elles doivent surtout pendant ce tems se garantir des changemens brusques de la température, qui pourraient troubler la régularité de leurs fonctions.

C'est surtout dans leurs habillemens qu'il faut apporter la plus scrupuleuse attention; mais la voix de la raison devient impuissante contre les modes, et l'usage dangereux de plusieurs cosmétiques. Il est certain que les déclamations des plus savans médecins et tous les sermons des plus grands prédicateurs contre la nudité de certaines parties du corps, n'ont rien changé aux vêtemens, malgré toute leur faconde; tandis que le pouvoir magique de la mode renouvelle mille fois, comme d'un souffle, les garde-robes de nos jeunes beautés. Je m'abstiendrai donc de disserter inutilement sur la toilette des dames; tout ce qui n'enseigne pas l'art de la parure n'est rien à leurs yeux; elles naissent, dit Fénélon, avec un violent désir de plaire; étudiant tous les moyens d'y parvenir, elles ont bientôt connu le prix d'une taille élancée, et, pour mieux mériter les suffrages, elles vont au delà des intentions de la nature. On voit des jeunes personnes, surtout celles qui sont disposées à avoir de l'embonpoint, se torturer par des corsets étroits avec un courage que la coquetterie seule peut soutenir. Cette compression ne peut être exercée sans dangers sur des viscères qui jouissent alors de beaucoup d'activité, elle gêne l'action de l'estomac et des poumons; les digestions, rendues pénibles, jettent tout le corps dans la langueur; la circulation, éprouvant des obstacles, détermine la stase du sang dans les organes parenchymateux du bas-ventre et de la poitrine et les affections chroniques de ces mêmes organes sont les suites trop communes de ce funeste abus.

Les bains de mer ou de rivière, pris avec les précautions convenables, sont très-salutaires; ils donnent de l'énergie à tous les viscères abdominaux; mais les bains chauds, trop souvent répétés, et pris hors des indications, sont contraires; ils relâchent la fibre, causent des fleurs blanches et des affections nerveuses.

Les alimens et les boissons doivent être proportionnés aux besoins de la nature et à l'activité des organes digestifs. Il faut surtout prendre garde d'augmenter l'irritabilité des parties sexuelles par des mets épicés et trop succulens; le meilleur assaisonnement est dans les exercices du corps : ce n'était qu'après avoir passé quelques heures à la chasse et traversé l'Eurotas à la nage que les Spartiates mangeaient le brouet noir avec délices.

S'il est un régime plus propre à chaque climat, puisque chaque peuple a son tempérament et ses habitudes, par la même raison il est un régime pour chaque individu. Le café, qui est contraire aux tempéramens irritables, devient salutaire aux mélancoliques et aux pituiteux; telle autre substance alimentaire ou médicamenteuse qui serait un baume bienfaisant chez telle personne, peut être un poison violent chez une autre d'une constitution opposée. C'est pourquoi il importe d'étudier les idiosyncrasies avec la plus scrupuleuse attention, pour exclure ces substances de toute prescription hygiénique ou pharmaceutique chez les malades qui offrent ces antipathies et ces particularités de constitution (1).

Le défaut d'appétit et la dépravation du goût s'opposent quelquefois à l'emploi des

____

(1) Je me fais un devoir de rendre à ce sujet un hommage public à la sagacité et aux talens du docteur Haskell, anglo-américain, homme d'un génie extraordinaire, qui, par ses études profondes dans toutes les sciences et ses découvertes dans la médecine et la chirurgie, mérite les plus grands éloges, ainsi que par les guérisons miraculeuses qu'il opère chez des malades

mets les plus salutaires ; cependant il faut que les malades soient alimentés, par conséquent il vaut encore mieux qu'ils prennent des alimens, qui, jugés d'après les apparences, sont peu substantiels, que de les laisser sans nourriture ; car, sans soutenir les fonctions digestives, comment est-il possible de détruire et d'expulser les élémens morbifiques qui troublent l'harmonie des fonctions ? Est-ce par la diète absolue et les sangsues ?... Les résultats de cette pratique, aussi meurtrière qu'elle est à la mode, peuvent facilement résoudre la question. D'ailleurs, ces goûts, quelque bizarres qu'ils soient, doivent être regardés quelquefois comme des indications de la nature, et l'on peut les satisfaire lorsqu'ils ne portent pas sur des substances évidemment nuisibles. La même remarque s'applique exactement aux boissons et aux

---

regardés comme incurables par les premières réputations de la capitale. En payant ce tribut de justice à un étranger qui sacrifie son tems et ses connaissances, pour ainsi dire universelles, au soulagement de l'humanité souffrante, je ne puis refuser mon hommage à sa nation, qui, depuis sa naissance, a produit tant de savans et de grands hommes.

médicamens comme nous le verrons plus tard.

Mais il n'en est pas de même pour l'exercice ; quelle que soit l'aversion qu'il inspire aux femmes chlorotiques, il faut insister sur son emploi pourvu qu'il soit proportionné à l'état des forces. Ainsi les voyages, les promenades à pied, à cheval, une habitation sèche et bien aérée sont les conditions qu'il faut tâcher d'obtenir. L'inaction affaiblit le corps, l'exercice le fortifie ; les anciens peuples, pénétrés de cette vérité, faisaient de la gymnastique la base de l'éducation nationale. A voir aujourd'hui nos jeunes demoiselles, enchaînées pour ainsi dire dans les salles ombragées et souvent humides des couvens ou des pensionnats, pâlissant sur des livres inintelligibles pour elles, dirait-on qu'elles croissent sous la vigilance de parens attentifs, et que c'est précisément leur tendresse qui leur impose ce sacrifice? Quels fruits pourront-elles retirer de cette contention des facultés physiques et morales dans l'âge des impressions mobiles et des développemens rapides ? Est-ce la vertu que vous croyez leur inspirer par une éducation au rebours de la nature , qui comprime ses moindres élans et qui punit le rire comme un crime? Les nobles sentimens ne naissent pas d'une trop grande crainte. Est-ce la science, dans laquelle on trouverait du moins le faible dédommagement de ces infirmités du corps et de l'ame? Mais tous ces grands talens qu'on cherche à leur faire acquérir ne sont jamais qu'un dépôt mal conçu, toujours incomplet et souvent inutile. La vue riante des champs, un air salubre, des alimens simples, mais purs et abondans, une liberté modérée; c'est ainsi qu'en conservant leur santé vous pourrez travailler au perfectionnement de leur esprit; c'est ainsi qu'elles apprendront très-bien, en se jouant, ce que vous leur auriez très-mal enseigné à force de travail et de contention; n'est-ce pas au milieu des jeux de l'enfance que nous avons appris notre langue maternelle? Depuis la naissance jusqu'à la mort, nos sens sont susceptibles de perfection; mais la nature l'amène d'une manière insensible et douce, elle fait de la vie une étude continuelle : il faut du tems avant que nous sachions écouter, regarder, goûter, comparer, etc. Les jeunes campagnardes n'ont pas l'esprit subtil et raffiné de vos prisonnières maigres et pâles ; mais elles ont plus de franchise, peut-être, et moins d'orgueil ; elles jouissent d'une santé florissante ; toutes leurs facultés n'ont pas été sacrifiées à une seule, on n'a point rendu leurs corps paralytiques pour rendre leurs cerveaux plus actifs.

L'on m'accusera peut-être d'indifférence pour la plus noble partie de nous-mêmes, comme si, uniquement jaloux de la santé du corps, j'abandonnais au hasard celle de l'esprit, pour le moins aussi précieuse. Mais je proteste d'avance contre toute interprétation de ce genre ; ma pensée n'est point que l'on sacrifie l'éducation intellectuelle à l'éducation physique, mais qu'on les concilie au lieu de les séparer, et qu'on imite la nature au lieu de la contrarier ; développons toutes les facultés en même tems, car elle ne nous les aurait pas données si elle avait pu prévoir qu'elles fussent nuisibles l'une à l'autre ; ne transformons pas nos jeunes demoiselles en paysannes, ce serait dommage ; mais empruntons aux paysannes leur régime sain et leurs fréquens exercices. Lorsque vos enfans sont malades, mères affectueuses , vous accourez inquiètes , vous assemblez tous les docteurs de la faculté, vous épuisez toutes les pharmacies ; suspendez piutôt leurs occupations , donnez-leur la nature pour médecin , et pour pharmacie l'air et l'exercice ; bientôt l'harmonie de leurs fonctions renaîtra, et l'appétit et le sommeil , compagnons inséparables de la santé, reviendront.

En occupant les jeunes filles par des exercices variés , on se propose de faire diversion à leurs penchans ; d'opposer à leurs affections, disposées à la volupté, des affections d'un autre genre qui puissent leur inspirer de l'intérêt et captiver leur imagination. La promenade , la course, la danse , l'équitation , etc., offrent une variété d'exercices agréables qui augmentent l'énergie du système musculaire , aident à l'accroissement et donnent de la souplesse à tous les membres ; l'équitation surtout imprime aux viscères des secousses répétées qui favorisent leur action et rendent l'éruption des règles plus facile. La danse a toujours joui d'une grande faveur chez les peuples anciens et modernes ; elle donne à tous les muscles de la force et de la souplesse et dissipe les maladies de langueur. Mais il ne faut produire les jeunes filles que dans des réunions décentes où, semblables aux jeunes Spartiates, qui se livraient à des danses gaies et actives devant l'autel de Diane d'après une loi expresse de Lycurgue, elles puissent trouver un plaisir innocent joint à un exercice salutaire.

Les passions chez les jeunes personnes doivent être bien dirigées à cause de l'excessive sensibilité de celles qui s'abandonnent à l'indolence. Combien d'entre elles, à cette belle époque de leur vie qui semble ne leur promettre que des jouissances et les hommages de toute la terre, éprouvent des anomalies nerveuses inconcevables, deviennent égarées, plus souvent sombres, capricieuses jusqu'à souhaiter la mort ! Les plus sages et les plus à plaindre, peut-être, tombent dans une douce mélancolie ; elles aspirent à la paix des cloîtres, au repos des déserts ; une pâleur jaunâtre qui succède au coloris et à la fraîcheur de leur teint, décolore toute leur personne, tandis qu'un feu caché s'allume dans leur sein ; elles s'affligent sans motifs ; tout semble désordonné, bizarre dans cette molle et délicate organisation, jusqu'à ce que le cours régulier des menstrues ait détruit l'aberration de la sensibilité générale, et que chaque organe ait reçu son équilibre de vitalité, par rapport à celui de l'utérus.

Ce n'est dans la plupart du tems que le défaut de mouvement corporel et de respiration à l'air pur, de mauvais alimens, des vêtemens trop serrés, et quelques autres erreurs dans le régime qui rendent si souvent maladives les jeunes personnes, et qui retardent ou empêchent leur menstruation ; plus tard, sans doute, chez les filles âgées ou chez les veuves, les maux peuvent naître d'une autre source pour n'avoir pas satisfait au vœu de la nature et pour avoir porté trop long-tems l'honorable mais pesant fardeau de la virginité.

Le traitement de la chlorose doit être relatif à la nature des lésions vitales ou des affections organiques qui l'entretiennent et aux causes qui leur ont donné lieu. Ainsi tantôt il faudra imprimer plus d'énergie à la nutrition et à la sanguification ; d'autres fois on devra stimuler et fortifier les organes génitaux, déplacer les élémens délétères et opérer une réaction violente par les moyens dérivatifs ; mais l'indication la plus pressante et la plus impérieuse est de rétablir le cours des menstrues et de soustraire avant tout les malades à l'empire des causes prédisposantes et occasionelles.

Le principal moyen, disons-nous, pour combattre la chlorose, ou du moins le plus efficace dans les premiers tems surtout, est de rappeler et de régulariser le flux menstruel ; pour parvenir à ce but, il faut baser son traitement sur les lois de l'hygiène et sur les moyens externes plutôt que sur cette cohorte effrayante de médicamens incendiaires dont l'ignorance et l'empirisme sont si prodigues dans ces circonstances. Ces derniers, d'ailleurs, lorsqu'ils sont indiqués, doivent toujours être appropriés aux tempéramens et aux causes qui en ont produit la suppression. Si elle dépend de la faiblesse ou de l'énervation innée de l'organisme, il faut régulariser et fortifier les fonctions par des analeptiques, des nourritures succulentes, au lieu d'administrer des emménagogues âcres qui porteraient le spasme et l'irritation dans les organes. Si l'oisiveté, le jeûne et une vie passée dans l'abstinence et dans l'ombre des cloîtres, rend chlorotiques de dévotes filles du Seigneur, il faut leur prescrire des alimens toniques et fortifians , un régime animalisé , le mouvement et le travail au grand air. Si elle dépend d'un spasme nerveux causé par des irritations prématurées , il faut recourir aux bains, aux tempérans, aux boissons réfrigérentes de nénuphar, aux émulsions nitrées, camphrées, il faut éloigner les passions vives et l'intempérance, etc. Si des alimens mal élaborés dans l'appareil digestif, si le froid, l'humidité et l'inertie des fonctions vitales causent la rétention des règles, tout ce qui ranimera la chaleur et l'énergie des facultés organiques rappellera cette évacuation ; ainsi, je prescris à l'intérieur un régime fortifiant, des médicamens stomachiques et emménagogues ; à l'extérieur, l'application des rubéfians et des ventouses à la partie interne des cuisses, des cataplasmes aromatiques appliqués très-chauds sur la vulve et sur la région hypogastrique, des fumigations de même nature dirigées dans le vagin, des bains de siége dans des infusions émollientes ou toniques, suivant que les organes sont dans un état d'irritation et d'érétisme, ou bien dans un état d'atonie et de relâche_ment. Le moyen qui m'a le plus constamment réussi, est l'application souvent réitérée d'une sangsue au col de la matrice, comme moyen fluxionnaire. Enfin, si le retard ou la suspension des règles est dû à des veilles prolongées, à une tristesse cachée, à des peines physiques et morales, à un amour contrarié, le médecin fera observer que les vœux de la nature doivent être satisfaits, et que ce changement d'état que l'imagination de la jeune personne se plaît à embellir de tous ses prestiges, doit succéder au célibat du premier âge : il prescrira en outre tout ce qui peut consoler et flatter la nature, les distractions, les plaisirs innocens, les promenades à la campagne, la danse, etc.

Indépendamment du soin de rappeler le sang vers l'utérus par des moyens spéciaux, il est important d'attaquer les lésions internes qui ont donné lieu à tous les symptômes que nous cherchons à combattre; il faut ranimer l'économie en général et surtout les fonctions digestives, dont la dépravation remplit le corps de matériaux mal élaborés, et, loin de suivre l'exemple de ces docteurs qui accablent de sangsues, de saignées et de boissons délayantes ces pauvres filles, déjà si pâles et si faibles, il faut recourir aux toniques, aux amers, au quinquina, aux préparations martiales et stomachiques, au vin généreux, à une nourriture succulente prise à petite quantité à des intervalles très rapprochés et à tout ce qui peut remonter la fibre et lui donner de l'énergie; mais il est encore diverses attentions et des ménagemens à prendre relatifs aux constitutions individuelles : ainsi une jeune personne d'un tempérament irritable, dont la peau est aride, devra être plus mollement, plus doucement excitée qu'une autre d'une constitution lymphatique, d'une chevelure blonde et d'un tissu organique très-humide et très-mollasse; l'on peut, chez cette dernière, imprimer sans danger des secousses à toute l'économie et à la matrice en particulier pour l'exciter à remplir ses fonctions périodiques; il est surtout urgent de recourir aux remèdes internes, si le teint est pâle ou verdâtre, s'il y a pesanteur dans les membres, étouffemens, palpitations, enfin tous les symptômes chlorotiques dejà énoncés.

Il faut surtout regarder le régime de vie et l'exercice du corps comme les moyens principaux de guérison ; rien ne rétablit mieux les fonctions digestives, rien ne rend davantage le ton aux fibres que l'action des membres en plein air et même aux rayons du soleil, pourvu qu'on évite les excès, qui sont toujours nuisibles ; rien, au contraire, n'est plus pernicieux que d'employer, sans indication, les saignées et tout le luxe des prescriptions pharmaceutiques ; c'est ainsi qu'on débilite de plus en plus l'économie, et qu'on l'amène par degrés au plus déplorable affaissement.

Quelques médecins ont conseillé le mariage comme le meilleur moyen contre la chlorose ; il n'y a pas de doute que ce moyen doit être efficace, lorsque la maladie tient à un amour contrarié, et que le mariage met fin à ces contrariétés, et lorsqu'elle est la suite du veuvage ou de la privation des plaisirs de l'amour ; il est également clair que le coït, comme moyen d'irritation des organes génitaux, peut être utile dans bien des cas ; mais lorsque les appareils organiques n'ont pas acquis tous les développemens dont ils sont sus-

ceptibles, lorsque la maladie est fort ancienne, lorsqu'elle est produite par la faiblesse radicale de tout l'organisme, il doit
être contraire. Voilà encore le danger des
moyens exclusifs que je signale ici avec
d'autant plus de raisons que les grossesses
et les accouchemens, en pareils cas, ne
font qu'ajouter à cette faiblesse par les
efforts douloureux auxquels ils donnent
lieu, outre l'inconvénient de donner le
jour à des enfans faibles et cacochymes,
surtout lorsque les femmes ne sont pas
entièrement nubiles.

Je dois, à ce sujet, signaler encore
une erreur dangereuse et très-commune.
Comme les naturalistes, observateurs attentifs de tous les phénomènes généraux,
ont déterminé l'âge de la puberté, il semble, à quelques médecins, que l'époque
où cette grande crise s'opère soit un
point fixe et géométrique; ils ne veulent
pas réfléchir que la nature ne suit pas
toujours la même marche, et qu'elle ne
livre jamais qu'un seul côté de ses travaux;
l'âge est venu, il suffit; peu leur importe
que la nubilité soit complète ou non; en
vain ces formes grêles, cette complexion
délicate, indices de quelque lésion in-

terne, déposent contre la jeune personne ; en vain l'expérience de tous les jours les avertit que, dans la saison même de leur maturité, il est des fruits qui restent verts encore. Quelquefois, il est vrai, la victime elle-même, soit impatience ou amour-propre, court au devant de son sort, et se donne à un homme dans la saison du mariage, par la même raison qui nous porte à nous mettre à table, parce que la cloche nous y invite et règle l'heure de nos besoins. Mais la nature n'aura pas été méconnue impunément ; devenue mère, cette jeune imprudente sentira s'évanouir le peu de forces qui lui restaient, elle verra les maux qui l'affligent faire des progrès encore plus rapides, et cette fleur, cueillie avant le tems, ne produira que des fruits sans éclat et sans durée.

Entre l'enfance et la puberté, il est un état moyen, une première adolescence qui semble avoir échappé aux observations des naturalistes, et c'est principalement de cet intervalle que la nature met entre deux situations qu'il importe de s'occuper avec soin, si l'on veut observer son action secrète et l'art qu'elle emploie à disposer les élémens dans ses combinaisons futures.

Cette époque est redoutable aux jeunes personnes chlorotiques, lorsque l'imagination devance le terme, et qu'impubères dans le fait, elles le sont par des désirs anticipés et des illusions romanesques; il faut alors prescrire un traitement moral, et s'appliquer à donner aux organes de la vigueur, par un régime sain, par le travail et l'exercice, si l'on veut tenir en bride les mollesses des sens et prévenir ces bizarres et voluptueuses chimères qui remplissent de trouble l'imagination et le cœur. Déterminez la fin de l'enfance, non point par des règles générales, mais par des considérations particulières; initiez à la vie conjugale cette jeune enfant de seize ans, si, malgré les maux qui l'affligent, elle offre déjà toutes les garanties de la maternité, et prolongez le célibat de cette adolescence de vingt ans, qui n'a de conjugal que son âge. Soumettez cette dernière à un régime hygiénique très-sévère pour détruire les lésions internes et les causes qui s'opposent au développement des systèmes de l'organisme; recourez aux distractions et aux exercices; faites-la paysanne pour quelque tems, employez les lotions et les bains aromatiques, les fondans, les amers et tous les moyens déjà indiqués avec les modifications exigées par les circonstances individuelles.

Ne craignez pas d'insister sur les moyens externes, employez les fumigations et les frictions toniques, les linimens, les embrocations, non pas indistinctement, mais en proportion du tempérament, des forces et du caractère de la maladie. C'est sur la colonne vertébrale, sur les cuisses, les jambes et sur toutes les parties charnues qu'il faut appliquer ces topiques pour obtenir une révulsion prompte et facile ; il faut ici une influence brusque, une réaction violente, et ce n'est pas en introduisant un principe nouveau dans la circulation par les voies digestives que vous pourrez l'obtenir, le tems qu'il emploiera pour établir son empire sera un tems perdu. Lorsque des élémens morbifiques se sont glissés dans l'économie par une nutrition vicieuse ou par toute autre cause, c'est à des juleps, à des potions que l'on a recours le plus ordinairement, comme si on les envoyait à la poursuite des autres ; mais ici, comme en bien d'autres circonstances, il arrive trop souvent que la réparation des maux est un double ravage, et que l'on n'a pas moins à souffrir de ses alliés que de ses ennemis.

Il faut l'avouer, on a trop négligé de nos jours les topiques tant recommandés par les anciens, et les frictions, dont ils faisaient un si fréquent et si salutaire usage. Leur théorie repose sur la puissance de l'absorption cutanée, puissance qu'il ne faut que comparer à celle de la digestion, pour juger de quel côté sont les avantages; il est facile de voir que l'absorption cutanée envoie plus promptement l'auxiliaire au poste qu'il doit occuper, et qu'elle ne l'expose pas à un trajet hasardeux. Dans les traitemens internes, c'est l'estomac d'abord qu'il faut séduire, ce médiateur bizarre, qui a des antipathies sans causes et rejette si souvent ce qui est salutaire pour admettre ce qui est nuisible. Je ne veux pour exemple que l'opium; destiné à calmer, il irrite quelquefois; administré contre le vomissement, il le provoque; il en est ainsi de tous les autres médicamens, même de ceux qu'un succès général a fait décorer du nom d'héroïques, ou fort improprement du nom de spécifiques. Les personnes qui n'examineront point mes procédés avec un esprit prévenu, reconnaîtront sans peine un but unique, une direction uniforme, soit dans les traitemens internes, soit dans les traitemens externes. En effet, lorsque l'enfance est menacée de quelques vices héréditaires ou des maladies qui font le sujet de cet ouvrage, lorsque j'ai à combattre ces mêmes maladies déjà dévelop-pées, je ne me sers pas des mêmes re-mèdes chez tous les individus; mais si les moyens changent, du moins l'esprit dans lequel ils sont employés est le même. Combattre l'inflammation chez les per-sonnes irritables, fortifier et ranimer les tempéramens faibles et cacochymes, mo-difier les traitemens curatifs selon le ca-ractère et le degré de la maladie, expulser les matières morbifiques qui ravagent les systèmes, détruire les causes qui les pro-duisent et qui les entretiennent, voilà en deux mots toute ma doctrine.

Lorsque les fleurs blanches se manifes-tent chez les femmes chlorotiques, ce qui a lieu le plus ordinairement, il faut bien se garder de les arrêter, parce qu'elles sup-pléent en partie à l'écoulement menstruel. Il faut plutôt avoir égard à la maladie prin-cipale, à moins que la leucorrhée n'ait précédé la chlorose, et qu'elle ne soit la source de cette dernière affection.

Le traitement moral ne doit pas être négligé dans la chlorose, puisque l'esprit se montre si profondément affecté chez toutes les personnes chlorotiques. Mais les avis et les consolations nous semblent avoir moins d'empire réel et durable que les distractions de toute espèce ; les voyages et mille autres parties de plaisir opéreront des effets plus salutaires que toutes les dissertations des plus savans moralistes.

A me voir ainsi créer des théories nouvelles, et frapper d'anathème ce que la pratique de plusieurs siècles semble avoir sanctionné, quelques-uns me demanderont, sans doute où sont mes autorités ; d'autres, saisissant au hasard et retraçant avec malignité quelques phrases disséminées dans les ouvrages des écrivains qui m'ont précédé, ne manqueront pas de s'écrier que je me pare, comme le sot oiseau de la fable, d'une gloire étrangère, comme si une doctrine quelconque pouvait appartenir tout entière à son auteur. Ce que je trouve raisonnable chez les auteurs anciens et modernes, je l'adopte sans croire dérober, pas même imiter :

c'est là mon privilége comme celui de tous les inventeurs.

Maintenant que ma tâche est remplie, il ne me reste plus qu'à faire un vœu bien cher à mon cœur, celui d'avoir atteint mon but, et, si mes conseils peuvent tourner au profit de l'humanité, s'ils contribuent à débarrasser les femmes des maux qui les affligent, je me féliciterai toujours d'avoir ouvert une carrière inconnue entre la confusion des systèmes et l'aridité des routines.

Observation sur une leucorrhée, précédée de chlorose, et compliquée d'une lésion organique de la matrice.

Il y a des erreurs banales qui font plus de mal à l'humanité que toutes les découvertes utiles ne lui font de bien. Une des plus funestes de ces sortes d'erreurs est celle qui attache peu d'importance au dérangement de la menstruation, et j'avoue que, si le mal en lui-même n'est pas considérable, les affections internes qui l'entretiennent le plus ordinairement peuvent avoir les résultats les plus funestes; on ne regarde qu'au principe, et ce sont les suites qu'il faut prévenir ; lorsque les forces sont anéanties, lorqué l'harmonie des fonctions intérieures est dérangée, et que l'économie tout entière est menacée d'une dissolution prochaine, alors on ouvre les yeux : mais il est tems d'étayer sa maison lorsqu'elle tombe en ruine (1).

Madame la marquise de C....., âgée de trente ans, devenue chlorotique à la suite d'une puberté orageuse, se trouvait, depuis cette époque, affectée d'un écoulement leucorrhoïque qui a fini par se compliquer d'une lésion de l'utérus, quoique la malade ait été successivement confiée à

---

(1) Les affections organiques de la matrice, et leurs épouvantables effets, sont depuis très-long-tems le sujet de mes méditations ; j'avais d'abord reconnu l'insuffisance des méthodes reçues ; j'avais entrevu la possibilité de créer une méthode nouvelle et plus efficace ; mes idées n'étaient alors fixées que sur quelques rapports généraux ; mais aujourd'hui que des observations multipliées sont venues lier toutes ces données éparses, et les rattacher à un principe fondamental et invariable, j'ai fait de mes procédés un corps de doctrine que je m'empresserai de publier aussitôt que j'aurai rassemblé tous les matériaux que je possède sur un sujet aussi important.

l'habileté de plusieurs médecins à grande renommée, ce qui n'est pas toujours un infaillible garant du succès, puisque, malgré les soins assidus de ces savans docteurs, la maladie est parvenue à un degré tellement avancé qu'ils ont enfin prononcé qu'elle était entièrement incurable et que madame la marquise n'avait plus que quelques mois d'existence.

Le 17 février dernier je vis la malade pour la première fois, et je la trouvai dans un état alarmant; le pouls était faible, la fièvre continue, les forces épuisées, la figure pâle et décomposée, le teint plombé, la maigreur effrayante et la perte excessive; la matière de l'écoulement, qui était de nature purulente et parfois mêlée de sang, me fit soupçonner une lésion à la matrice et m'engagea à explorer cet organe. L'examen fait à l'aide du *speculum uteri* confirma mes soupçons; je trouvai le col dur et tuméfié, l'orifice légèrement dilaté et les ligamens dans un état de relâchement complet. Madame la marquise était condamnée, cependant je ne pouvais me résoudre à l'abandonner; plusieurs guérisons inespérées que j'avais déjà obtenues par ma méthode, soutenaient mon

zèle ; les exhortations pressantes de toute
la famille, et je ne sais quelle espérance
vague me décidèrent à tenter un nouveau
succès. Une conférence avec les médecins
ordinaires me parut nécessaire pour m'é-
clairer sur tout ce qui avait précédé cette
déplorable situation. Mes collègues furent
convoqués, mais leur avis ne fut pas très-
encourageant : ils me répondirent que tout
secours était inutile, et que les moyens
que je conseillais ne feraient que fatiguer
la malade et ne la rendraient pas à la vie.

Ainsi, par l'arrêt fatal de mes confrères, à l'abri des reproches que je me se-
rais faits à moi-même et que l'on n'aurait
pas manqué de me faire en cas d'accident,
je pris décidément le parti de commen-
cer le traitement. Je renonçai à tous les
remèdes jusqu'alors employés pour ne
faire usage que de ma méthode, qui opéra
une véritable résurrection ; dès le lende-
main, le mieux était sensible, les linimens et les embrocations ranimèrent les
forces épuisées et remontèrent tous les
systèmes, comme l'on remonte des ma-
chines mécaniques avec des ressorts. Je
modifiai ensuite mon traitement suivant
les circonstances et les indications du mo-

ment, et les résultats que j'en ai obtenus m'ont étonné moi-même ; les symptômes fâcheux diminuèrent peu à peu, et, dans l'espace de quelques mois, madame la marquise fut rendue à sa famille et reprit avec sa santé tous ses agrémens physiques qui ne lui sont pas moins chers, m'écrit-elle de sa terre, près Vaucluse, où elle se trouve en ce moment.

Je n'ai point cité cette observation pour établir ma renommée au détriment de plusieurs réputations éclatantes ; j'ai voulu seulement montrer aux savans qui me liront et qui se dévouent aux nobles fonctions de guérir, que tout n'était pas prévu, qu'il n'existait pas encore de véritable base curative pour les maladies qui font le sujet de cet ouvrage, ni pour les lésions organiques de l'utérus, et qu'un médecin vraiment observateur peut encore consulter la nature quand les livres se taisent.

FIN.

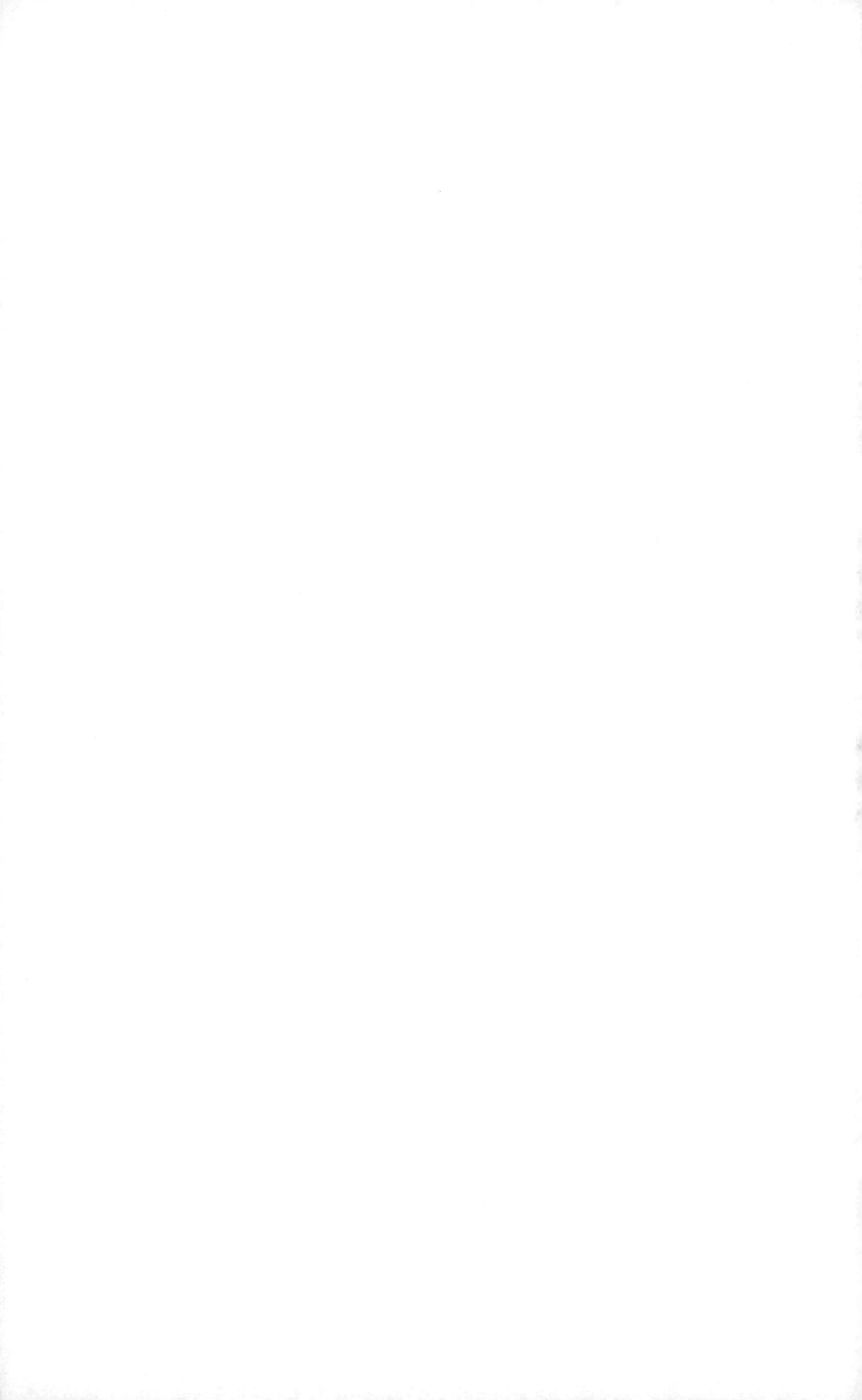